Caminar aleja la tristeza

"Thom Hartmann presenta su respetable y erudita investigación sobre cómo la aparentemente mundana y cotidiana actividad de caminar compensa la lateralidad de los hemisferios cerebrales. Se concentra académicamente en ese tema, al que aporta el encanto de su narración y la preocupación de una persona humanitaria por asuntos que realmente importan".

STEPHEN LARSEN, AUTOR DE THE HEALING POWER OF NEUROFEEDBACK [EL PODER SANADOR DE LA RETROALIMENTACIÓN NEUROLÓGICA]

"La labor realizada por Thom Hartmann sobre el movimiento bilateral es una contribución fascinante e importante a las modalidades de sanación holística y una herramienta oportuna para sanar muchas crisis de nuestra época moderna".

JAMES ENDREDY, AUTOR DE ECOCHAMANISM [ECOCHAMANISMO] Y CAMINATAS PARA EL CUERPO Y EL ESPÍRITU

Caminar aleja la tristeza

Cómo sanar la mente y crear bienestar emocional

Thom Hartmann

Traducción por Manuel Rodeiro

Inner Traditions en Español
Rochester, Vermont • Toronto, Canadá

Inner Traditions en Español
One Park Street
Rochester, Vermont 05767
www.InnerTraditions.com

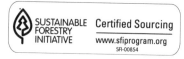

SUSTAINABLE FORESTRY INITIATIVE
Certified Sourcing
www.sfiprogram.org
SFI-00854

El papel certificado por la SFI

Inner Traditions en Español es una división de Inner Traditions International

Título original: *Walking Your Blues Away: How to Heal the Mind and Create Emotional Well-Being,* publicado por Park Street Press, sección de Inner Traditions International

Nota al lector: El propósito de este libro es que sirva de guía informativa. Los remedios, métodos y técnicas aquí descritos no tienen por objeto sustituir, sino servir de complemento, a la atención médica profesional. No deben utilizarse para tratar dolencias graves sin haber consultado antes a un profesional calificado de la salud.

ISBN 978-1-62055-623-8 (pbk.) — ISBN 978-1-62055-624-5 (e-book)

Impreso y encuadernado en Estados Unidos por Lake Book Manufacturing, Inc. El papel utilizado para imprimir el texto está certificado por la Iniciativa de Silvicultura Sostenible (SFI)®, un programa que promueve la gestión sostenible de los bosques.

10 9 8 7 6 5 4 3 2 1

Diseño del texto y diagramación de Priscilla Baker
Este libro ha sido compuesto con la tipografía Sabon, y su presentación, con la tipografía Eva y Helvetica Neue

Para Stan y Cindy Hartmann,
con amor y admiración

Contenido

—⚬⚬⚬—

Agradecimientos

Agradecimientos especiales en la preparación de este libro para Susan Davidson, quien hizo un trabajo extraordinario al editar un borrador y convertirlo en un libro terminado, y para Jeanie Levitan y Jon Graham por imprimirlo. Que todos caminemos un buen y largo trecho en el viaje de la vida…

Podemos (¡y logramos!) curarnos nosotros mismos

Curar es un asunto de tiempo, pero algunas veces
también es cuestión de oportunidad.

HIPÓCRATES

El trauma no es algo nuevo para los seres humanos. Sin lugar a dudas, estamos familiarizados con los traumas en el mundo moderno, desde los actos de guerra y terrorismo a la delincuencia, el abuso infantil y el dolor que nuestras escuelas disfuncionales, guiadas por patrones estándares, causan a muchos de nuestros hijos. Y muchos de nosotros no manejamos bien el trauma: el suicidio es la tercera causa de muerte entre los estadounidenses de quince a veinticuatro años de edad.[1] En la última década, se han prescrito más de 51 millones de recetas en Estados Unidos solamente dentro del grupo de los antidepresivos de inhibición selectiva de la recaptación de serotonina (ISRS), incluidos Prozac,

Paxil y Zoloft, con ventas que superan los 3.6 mil millones de dólares entre los seis ISRS más populares. Desde entonces los números han aumentado a más del doble.[2]

Los sociólogos podrán debatir si las primeras sociedades humanas eran agradables e igualitarias, como muchos de los pueblos de cazadores-recolectores que aún habitan en las selvas tropicales que quedan por el mundo, o si nuestros antepasados vivían en sociedades violentas dominadas por los miembros físicamente más fuertes (la fantasía de filósofos y científicos desde Rousseau, en el siglo XVII, hasta Freud, en el siglo XX). Sin embargo, sociólogos, antropólogos y otros pensadores sociales coinciden en que el trauma y la muerte siempre han sido parte de la vida del hombre.

Entonces, ¿cómo ha lidiado históricamente la humanidad con el trauma durante los últimos doscientos mil años, antes del advenimiento de la psicoterapia? Los seres humanos sufrieron en la antigüedad heridas mentales y emocionales al igual que nos sucede hoy. Familiares enfermaron y murieron, amigos y conocidos fallecieron en batallas contra otras tribus o con animales salvajes. Con la introducción de la agricultura, el hambre y las plagas nos comenzaron a afectar periódicamente.

En tiempos pasados, si cuatro de nosotros íbamos de caza a cada rato, era muy probable que al menos a uno del grupo se lo comiera un depredador o muriera en un accidente. Cuando eso sucedía frente a los otros tres, ¿cómo íbamos a lidiar con el trauma psicológico tras presenciar un acontecimiento tal? Estaríamos en un estado de shock inducido por el trauma. ¿Cómo podíamos enfrentarlo? ¿Cómo lidiar con el trauma después de escapar de una muerte tan cercana?

La respuesta más común era participar en algún tipo de

ritual cuando regresáramos a la aldea, un ritual que implicaba generalmente tambores y el baile, dos formas conocidas de actividad bilateral para inducir el trance. Pero esa ceremonia pudo haber sido más un método para ayudar a la gente que se quedó en la aldea, como la familia de nuestro compañero muerto, y aliviarles el dolor.

El cuerpo humano es un organismo que se cura a sí mismo. Cuando usted se corta el dedo, este se cura. Si se rompe una pierna, se cura. Incluso si le operan alguna parte del cuerpo, esa incisión se cura. Sanamos de las invasiones de bacterias y virus, de las lesiones y de todo tipo de heridas. Los mecanismos de curación son parte de nuestros cuerpos. Cinco millones de años de evolución, la gracia de Dios —o ambos— han convertido nuestros cuerpos en máquinas de curación automáticas. Entonces, ¿por qué no debe ocurrir lo mismo con nuestras mentes y nuestras emociones?

Todos los traumas que experimentamos en la vida dejan sus heridas. Si la humanidad no hubiese tenido formas de curarse de los golpes emocionales y psicológicos, con el tiempo la sociedad se habría hecho cada vez menos operativa. En su lugar, la historia nos muestra que las personas se recuperan incluso de las heridas psicológicas más graves y a menudo aprenden grandes lecciones u obtienen información importante durante el proceso de recuperación.

El famoso estudio longitudinal de Kauai con niños criados en condiciones adversas y de estrés halló que un gran porcentaje de ellos creció "altamente resistente" en comparación con un grupo de la clase media usado en la investigación.[3] La generación que sobrevivió a la Gran Depresión y al Holocausto nazi en Europa llegó a crear importantes instituciones sociales, erigir naciones y ofrecer consuelo y esperanza a la humanidad. La experiencia de Elie Wiesel es especialmente relevante: aunque él nunca hubiera deseado que otra persona pasara la horrible prueba de los campos de exterminio de Hitler, sus escritos sobre tal vivencia dieron al mundo un ejemplo particularmente estimulante de fortaleza y curación.

La realidad es que, a pesar de que la adversidad quebranta a algunos, fortalece a otros. Y cuando las personas se curan de la adversidad, el viejo cliché de "lo que no te mata te fortalece" por lo general suele ser cierto.

Pero, al igual que la cicatrización de una herida —un proceso que involucra millones de células productoras de compuestos muy específicos según la lesión del tejido— tiene que existir un mecanismo innato para la curación de la mente y las emociones. Y así como la curación de una herida puede acelerarse manteniendo la herida limpia y seca o puede hacerse más lenta si se deja que la herida se moje, se ensucie o se irrite, la curación emocional es también un proceso que puede estimularse o malograrse según la forma en que actuemos.

En este libro he identificado un mecanismo específico de curación así como el proceso que la naturaleza ha construido en la mente y el cuerpo humanos que nos permite procesar los traumas de una manera rápida, funcional y permanente. Al igual que la fase de la piel en la que se forman costras y cicatrices, y que incluso hace desaparecer las cicatrices eventualmente, este proceso es simple, fundamental y elegante.

En su forma más simple, ese mecanismo consiste en la estimulación rítmica de un lado al otro del cuerpo. El movimiento de lado a lado, o *movimiento bilateral*, hace que los impulsos nerviosos atraviesen el cerebro del hemisferio izquierdo al hemisferio derecho y viceversa a un ritmo o frecuencia específicos. Ese efecto cruzado produce una integración orgánica de las funciones de "pensamiento" del hemisferio izquierdo con las del "sentimiento", propias del hemisferio derecho y la parte posterior del cerebro. Tal integración es una antesala necesaria para la curación emocional e intelectual del trauma.

Ese desplazamiento constante de los impulsos nerviosos a través de los hemisferios del cerebro se estimula con los procesos de movimiento bilateral que usan diversas variantes de la psicoterapia moderna, como la Desensibilización y Reprocesamiento por Movimientos Oculares, las técnicas de liberación emocional, y la Terapia del Campo Mental. En su forma más pura, sin embargo, he descubierto que el proceso natural y rítmico de izquierda-derecha-izquierda-derecha al caminar, mientras se realiza un ejercicio mental simple, también puede estimular ese mismo proceso de integración interna.

Mi postulado es que esa es la forma en que los humanos se han curado a sí mismos de los traumas durante cientos de miles de años. Pero muy pocos de nosotros caminamos más de lo que debemos y en su lugar recurrimos a procesos psicoterapéuticos en un consultorio para alcanzar el mismo resultado.

El resultado es impresionante. Cuando estimulamos el sistema nervioso de manera bilateral, mientras rememoramos una angustia emocional persistente, la "carga" emocional asociada con ese recuerdo se disipa de forma rápida y permanente. No se trata de producir amnesia o de olvidar, sino de una manera de reformular el pasado, de poner en contexto lo que ha sido tan "desconcertante" para nosotros, es una nueva comprensión.

Cuando realizamos este proceso bilateral correctamente, las imágenes de eventos pasados dolorosos que están en nuestra memoria se transforman de aterradoras películas a color llenas de sonido, en imágenes fijas en blanco y negro, planas y sin sonido. El diálogo interno que tenemos sobre los sucesos ocurridos —el "eslogan" que con nuestra propia voz nos repetimos en la cabeza—por lo general cambia de algo así como "Esa fue una experiencia dolorosa que todavía me da miedo" o "Fui la víctima en esa relación" a una sinopsis más productiva como "Sí, me ha pasado, pero quedó en el pasado y ahora he aprendido buenas lecciones de esa experiencia. Puedo liberarme de ella".

Al promover el movimiento de los impulsos nerviosos a través de los hemisferios del cerebro se ayuda a las personas a reconciliarse con su pasado. Dejan de asustarse con un futuro imaginario y se sienten cómodas y confiadas en el presente. Caminar mientras se lleva en la mente un recuerdo traumático de una manera específica puede lograr ese resultado en muy corto tiempo.

Como usted verá en este libro, eso no es algo nuevo. La actividad bilateral rítmica como agente curativo ha sido conocida por los pueblos aborígenes durante miles de años. El secreto del uso de la bilateralidad para sanar heridas emocionales y psicológicas —en particular aquellas con resultados físicos psicosomáticos— fue un descubrimiento notable de Franz Anton Mesmer en el siglo XVIII (llamado "mesmerismo"), que más tarde perfeccionado y renombrado como "hipnosis" por el Dr. James Braid a principios del siglo XIX y popularizado a finales de ese mismo siglo por Sigmund Freud.

Sin embargo, en un extraño evento histórico a finales de la

década de 1890, el poder creciente del periodismo amarillista ("noticias" sensacionalistas de editores como William Randolph Hearst) se unió al antisemitismo europeo, y la sinergia de tales fuerzas obligó a Freud a abandonar esas técnicas. Freud pasó el resto de su vida buscando en vano un reemplazo para la hipnosis que funcionara, experimentando con la cocaína, desarrollando sus primeros conceptos de la envidia del pene y el complejo de Edipo, y finalmente promulgando sus sistemas de "terapia de conversación", que resultaron en gran medida infructuosos. Cuando Freud se suicidó en 1939 todavía no había encontrado nada que funcionara tan bien como sus queridas terapias bilaterales, que se había visto obligado a abandonar por los sucesos sorprendentemente simultáneos e inusuales de finales del siglo XIX.

Desde esa época y hasta hace unas décadas, la hipnosis y las terapias bilaterales en las que se sustenta eran en su mayor parte ignoradas o rechazadas por los médicos y profesionales de salud mental, en gran parte debido al tumulto creado en la década de 1890. Sólo con el desarrollo de la Programación Neurolingüística (PNL) en la década de 1970, la creación de terapias PNL de movimiento ocular y, en 1987, la Desensibilización y Reprocesamiento por Movimientos Oculares (EMDR, sigla en inglés) de Francine Shapiro, es que las terapias bilaterales comienzan a reaparecer.

En la actualidad existe toda una variedad de esos sistemas para integrar la función cerebral y, por tanto, fomentar la curación de un trauma psicológico y emocional. Todos ellos conllevan la estimulación de un hemisferio del cerebro, después el otro, para luego volver al primero, y así se repite la estimulación bilateral una y otra vez. En este libro voy a mostrar cómo se puede lograr ese mismo tipo de estimulación utilizando el sencillo proceso de caminar. Esta estimulación bilateral proporciona acceso a poderes curativos, estados creativos y la capacidad de recuperación emocional y psicológica más allá de lo que usted considera posible.

Cómo nos afecta el trauma

El mecanismo del Trastorno de Estrés Postraumático (TEPT)

Ninguna experiencia es la causa del éxito o el fracaso. No sufrimos por la conmoción de nuestras experiencias, el así llamado trauma, sino que hacemos de ellas lo que conviene a nuestros propósitos.

ALFRED ADLER

Uno de los persistentes misterios en el campo de la psicología es por qué el mismo evento produce diferentes recuerdos y respuestas en personas diferentes. Como *The New York Times* publicara en un artículo de Anahad O'Connor en julio de 2004, uno de cada seis soldados que regresaba de la guerra en Irak mostraba síntomas de problemas emocionales, particularmente trastorno de estrés postraumático.

Al citar un informe en *The New England Journal of Medicine*, el escritor señaló: "Los investigadores encuestaron a más de 6 000 soldados en los meses anteriores y posteriores a su servicio en Irak o Afganistán. Casi el 17 por ciento de los que combatieron en Irak reportaron síntomas de depresión severa, serios trastornos de ansiedad o de estrés postraumático, en comparación con cerca del 11 por ciento de los soldados que estuvieron en Afganistán".[1]

Durante la Segunda Guerra Mundial, a la ansiedad y depresión de posguerra se le llamó fatiga de batalla. En la Primera Guerra Mundial se le refirió como neurosis de guerra o *shell shock*. La cuestión no es tanto por qué sucede, porque sabemos que los soldados hacen y ven cosas terribles en la guerra. La pregunta que nos deja perplejos es por qué la ansiedad y la depresión de posguerra hostigan a algunos veteranos y a otros no. Por supuesto, algunos han estado en combates más severos que otros, pero eso no cuenta para las estadísticas. Aun así, hay enormes diferencias en cómo los soldados responden individualmente a un mismo evento.

EL CEREBRO LÍMBICO:
BLOC DE NOTAS DE UN SOLO DÍA

Para poder entender por qué algunas personas siguen "impactadas" por meses, e incluso años, después de un evento traumático, es necesario comprender primero cómo funciona el cerebro y el proceso mental en casos de traumas.

El cerebro es un conjunto complejo de partes y procesos extremadamente interconectados. Voy a simplificar mucho aquí en pos de la narración. Esta simplificación es para facilitar en parte la comprensión, y en parte porque los científicos que estudian el cerebro todavía no entienden realmente cómo funciona la mayor parte de ese órgano (y desde luego la ciencia aún no entiende cómo funciona la memoria). A la luz de esas advertencias, he aquí un posible escenario que no es incompatible con mucho de lo que se sabe sobre la función cerebral y que es bastante consistente con lo que observamos "desde el exterior", es decir, al ver cómo la gente reacciona y almacena información.

Hay una parte del cerebro límbico o cerebro visceral, llamado hipocampo, que se cree que funciona como un bloc de notas o anotador de un día para la memoria. Todo lo que se experimenta durante todo el día se almacena en el hipocampo. Para que las impresiones que experimentamos se conviertan en recuerdos a largo plazo, deben pasar por el hipocampo al resto del cerebro. (Las personas con un hipocampo dañado recuerdan eventos pasados, pero tienen grandes dificultades para aprender cosas nuevas). A pesar de que el resto del cerebro es capaz de relacionar la información reciente del hipocampo con los recuerdos almacenados en el pasado —con el fin de entender lo que pasó hace una semana y lo que sucedió hace un mes— el hipocampo conoce sólo un tiempo: hoy.

Durante la noche, mientras dormimos, el hipocampo vuelca su información del día en el resto del cerebro para su procesamiento, clasificación, almacenamiento y eliminación de información irrelevante. Mientras el cerebro está procesando los detalles diarios del hipocampo, estamos "soñando". Muchos investigadores del sueño están convencidos de que cuando experimentamos movimientos oculares rápidos (MOR) durante el sueño —cuando nuestros ojos se mueven con rapidez de un lado a otro bajo los párpados— se procesa la mayoría de los eventos de nuestra vida diaria, incluidos los traumas. Al despertarnos por la mañana, el proceso de gestión de la información se ha completado y el hipocampo vuelve a quedar vacío y listo para grabar otro día.

El problema surge cuando el hipocampo tiene mucha información, o información que es demasiado "pesada" para que la procese el cerebro/mente. Cuando un recuerdo reciente es muy fuerte para ser procesado fácil y discretamente, se nos presenta en los sueños como una pesadilla. Si aún así la información no se "descarga" del hipocampo, entonces el trauma se sepultará en el subconsciente (el proceso que Freud llamó *represión*) o será devuelto al hipocampo a la mañana siguiente. Es como si el cerebro dijera: "Vaya, eso es demasiado para poder procesarlo en una noche, así que mejor lo dejamos aquí mientras tanto". Cuando la persona se despierta a la mañana siguiente, la información sigue en el hipocampo, todavía "recordada", y se le reconoce y siente como si hubiese ocurrido ese mismo día.

La suposición de que el hipocampo conoce muy poco del pasado más distante explica la característica singular del verdadero trastorno de estrés postraumático (TEPT): todos los días la persona se siente como si el suceso del pasado hubiese ocurrido hoy o en un pasado muy reciente. El trauma es siempre el centro de máxima atención, nuevo, fresco y en carne viva. Las consecuencias pueden ser desastrosas, psicológica y emocionalmente. Cada día se ve afectado por un acontecimiento del pasado, el evento traumático nunca pasa de "ahora" a un "luego" y nunca se procesa y archiva en la memoria, donde pierde el poder de causar dolor y problemas a diario. El impacto en la mente y las emociones es abrumador.

Escáneres cerebrales demuestran que, incluso antes de que un evento por TEPT sea procesado, el hipocampo y la amígdala del cerebro —una parte responsable de los fuertes estados emocionales tales como los relacionados con la supervivencia (o la percepción de una amenaza a la supervivencia) — no están funcionando normalmente. El escáner de cerebro permite, en cierto modo, "ver" el efecto (o tal vez el mecanismo) del recuerdo atascado. Después de procesarlo, esas partes del cerebro suelen volver al funcionamiento normal. [2]

EL ACCESO A LA INFORMACIÓN

Uno de los conceptos clave de muchas escuelas de la psicología es que los seres humanos son más operativos cuando cada parte de la mente tiene acceso a todas las otras partes. En particular, esta funcionalidad depende del acceso completo a los recursos positivos, como recuerdos de momentos en los que tuvimos éxito en nuestros proyectos y las buenas sensaciones que asociamos a esos logros. Partiendo de ese nivel de funcionalidad, cuando asumimos una nueva tarea, por ejemplo, lo primero que recordamos son los momentos del pasado cuando intentamos algo similar y logramos nuestros objetivos. A esta funcionalidad se puede acceder en todas las actividades, desde comenzar una nueva relación amorosa hasta nuestra primera charla en público.

Los recuerdos de los logros y capacidades anteriores se almacenan en partes del cerebro lejos de la amígdala y el hipocampo. La amígdala y el hipocampo, las estructuras más básicas y primitivas de nuestro sistema nervioso, se encuentran en las partes más profundas del cerebro. (Los seres humanos comparten las estructuras de la amígdala y el hipocampo con el resto de los mamíferos, a diferencia de nuestros lóbulos frontales, que compartimos sólo con los simios más avanzados). Por lo tanto, cuando un recuerdo negativo se aloja en lo profundo del hipocampo impide que el dolor y el miedo relacionados con ese recuerdo lleguen a "asociarse con" recuerdos positivos e información que se almacenaron en partes más distantes del cerebro.

Uno de los aspectos más elegantes y verdaderamente útiles de la terapia al caminar (y otras formas de intervención bilateral) es que, el propio proceso de movimiento de un lado a otro causa que los lóbulos derecho e izquierdo del cerebro asuman de forma alterna la responsabilidad de procesar información. Mientras mantiene la cabeza firme, cuando usted mira a su izquierda, el lado derecho de su cerebro está procesando lo que está viendo. En la medida en que su línea de visión se desplaza hacia la derecha más allá de su línea central, parte de la información viaja a través del cuerpo calloso, el haz de fibras nerviosas que conectan los dos hemisferios, y pasa a la parte izquierda del cerebro para su procesamiento.

Las dos porciones del hipocampo se encuentran en lo profundo de los hemisferios cerebrales, más cerca del antiguo cerebro medio que la mayoría de las partes "con función de pensar", que evolucionaron después y que están más cerca de la superficie, por lo general en el lado derecho o el izquierdo del cerebro. Este detalle físico/anatómico ha llevado a los investigadores a suponer que un modo muy importante en que funcionan las terapias bilaterales es manteniendo engranado al hipocampo (así como a la amígdala y otras partes del cerebro límbico y el tallo encefálico) mediante el recuerdo activo de la experiencia traumática, mientras se activan simultánea y alternativamente los hemisferios izquierdo y derecho del cerebro. Ese proceso integra la función del hipocampo con los dos hemisferios del cerebro y, al mismo tiempo, conecta esos hemisferios. Como el hipocampo está activado, el procesamiento que normalmente ocurriría durante el sueño tiene lugar mientras la persona está completamente despierta, provocando así un "vaciado" del hipocampo y el almacenamiento de la información que éste contenía en una parte del cerebro que la reconoce como "esto pertenece al pasado".

Cuando las personas que se someten a la terapia bilateral despiertan al día siguiente, *saben* que lo que les había estado molestando es ahora parte del pasado. (A menudo sueñan con el evento original durante la noche). Con la terapia de caminar que he desarrollado, en la mayoría de los casos este reconocimiento de que la experiencia está en el pasado sucede durante el paseo. Ese es el indicador clave de que la sesión ha sido un éxito.

La historia de las terapias bilaterales

Aún me resulta extraño que los casos de estudio sobre los que escribo deben leerse como cuentos porque, como se podría decir, les falta el tono formal de la ciencia.

SIGMUND FREUD, 1895

El primero en desarrollar un sistema que involucraba la estimulación cruzada hemisférica bilateral fue Franz Anton Mesmer. En la segunda mitad del siglo XVIII, Mesmer, un médico austríaco que vivía en Francia, curaba los traumas usando una variedad de técnicas que creía que estimulaban el "magnetismo animal" de las personas y que él mismo definió como la fuerza vital que mueve al cuerpo humano. Para llevar a cabo esta curación usaba a veces imanes o agua que había "magnetizado". Incluso dijo haber utilizado la fuerza directa de su propio "magnetismo", incluida una técnica de mover suavemente dos dedos delante de la cara del paciente, de un lado a otro, por unos minutos mientras la persona mantenía la cabeza firme y seguía los dedos del médico con los ojos. Como biógrafo de Mesmer, James Wyckoff escribió, "Mesmer ahora considera los pases de la mano como la parte esencial de su cura". [1]

Este médico pionero llamó a su sistema mesmerismo y a finales del siglo XVIII ya era uno de los médicos más famosos y conocidos en Europa. Wolfgang Amadeus Mozart era amigo de Mesmer y su ópera *Bastien et Bastienne* se presentó en 1768 en los jardines de la casa de Mesmer. Mozart incluyó más tarde a Mesmer en su ópera *Così fan tutte*:

> *Esta piedra magnética,*
> *debe dar descanso al viajero.*
> *Fue utilizada por Mesmer,*
> *quien nació*
> *en los campos verdes de Alemania,*
> *y que ganó gran fama*
> *en Francia.*[2]

El sistema de Mesmer era a menudo muy eficaz y se practicaba ampliamente para tratar todo tipo de dolencias físicas y psicológicas, a pesar de que tuvo cuidado de no aceptar pacientes con problemas manifiestamente "orgánicos", tales como el cáncer, las enfermedades de transmisión sexual y otros tipos de infecciones obvias. Formado como un clásico médico, al hacer esa distinción Mesmer separaba a los que les prescribiría medicamentos o a quienes referiría a otros médicos para intervenciones quirúrgicas u otros procedimientos médicos.

El especial interés de Mesmer estaba en las condiciones causadas por la falta de vitalidad o *magnetismo*, lo que Freud denomina histeria y que hoy se consideran trastornos psicosomáticos o psiquiátricos, causados por o con raíces en el trauma emocional. En la cúspide de su carrera, Mesmer enseñó sus técnicas a cientos de médicos de toda Europa y tenía un público que incluía la realeza y personas de las más altas esferas de la sociedad, así como a los más pobres, a quienes trataba de forma gratuita.

Como sucede con muchas terapias nuevas y no convencionales, la jerarquía médica de la época decidió que Mesmer era una amenaza. Se convocó una "comisión de investigación", que incluía un grupo de los médicos más conocidos de Francia, junto con el científico estadounidense Benjamin Franklin. Los investigadores usaron en sí mismos lo que consideraban que eran las técnicas de curación de Mesmer, que les fueron aplicadas por uno de sus discípulos, d'Eslon. Pero como ninguno de ellos estaba enfermo, nadie se curó.

Los investigadores reconocieron esa falla obvia en su estudio y se retiraron a la casa de Ben Franklin donde, durante tres días, intentaron repetir lo que habían visto hacer a d'Eslon, sólo que esta vez practicaron con personas de "las clases bajas".[3] Uno de los miembros de la comisión, de Jussieu, obtuvo buenos resultados y discrepó con el informe de la mayoría al concluir que el mesmerismo sí funcionaba. El resto pensó que fue un fracaso y plasmó su opinión en un informe con fecha 11 de agosto de 1784. El informe, que desacreditó el mesmerismo, fue un duro golpe para la reputación y la carrera de Mesmer en Francia y le llevó a retirarse a una casa en el campo, donde vivió hasta su muerte en 1815. Continuó viendo a los pacientes y médicos entrenados, pero nunca más hizo "grandes giras" por las principales ciudades de Europa. No obstante, el mesmerismo y el magnetismo perduraron como sistemas de curación, y se practicaron ampliamente en toda Europa y Estados Unidos hasta bien entrado el siglo XIX.

En noviembre de 1841 un magnetizador francés llamado Dr. Charles Lafontaine viajó a Inglaterra para enseñar esa técnica. En la audiencia estaba James Braid, un médico de Manchester de ascendencia escocesa. Braid estaba fascinado con las técnicas que Lafontaine presentó, y comenzó a experimentar con ellas ampliamente. Braid concluyó que las afirmaciones de Mesmer sobre la potencia de los imanes eran exageradas; pero el poder de inducción al trance a través del mesmerismo intrigó a Braid. Llamó al proceso *neurohipnosis*, aunque más adelante acortó el nombre del fenómeno de inducir el trance a *hipnosis*.

Braid detalló cuidadosamente los aspectos de los estados de trance que podían provocarse con la técnica de Mesmer de agitar los dedos delante de los ojos, que los pacientes movían de un lado a otro mientras consideraban su enfermedad. Braid escribió:

Mis primeros experimentos fueron concebidos para probar la falsedad de la teoría magnética, que establece que los fenómenos provocados durante el sueño son el efecto que transmite el ejecutante sobre el sujeto, de alguna influencia especial que emana del primero sobre el segundo, mientras le hace algunos toques con el pulgar. Lo observa con una mirada fija, mientras dirige las puntas de los dedos hacia sus ojos, y ejecuta algunos pases frente a él.

Me parecía que había establecido claramente este punto, después de haber enseñado a los sujetos que se durmieran sólo fijando la vista atenta y sostenidamente en cualquier objeto inanimado. [4]

Para determinar si funcionaba la técnica, como creía Mesmer, de que la energía magnética pasa de los dedos del médico a los ojos del paciente, o si en su lugar funciona según el propio movimiento del ojo, Braid empleó entonces un reloj de bolsillo como el objeto en movimiento. La técnica siguió funcionando y Braid concluyó que el estado de trance que Mesmer inducía —y la curación que aportaba— se producía más por la "fatiga de los músculos del ojo" o el poder de la sugestión que por cualquier tipo de magnetismo animal o del campo del éter transmitido del practicante al paciente.[5]

Braid trabajó junto a otros médicos para despojar al mesmerismo de su contenido esotérico y así llegar a una comprensión científica de los procesos fisiológicos y psicológicos que intervienen en la creación de estados de trance por la atención fija y la estimulación bilateral a través del movimiento de los ojos de un lado a otro. Al mismo tiempo, Andrew Jackson Davis, Madame H.P. Blavatsky y Phineas Quimby tomaron los aspectos esotéricos del trabajo de Mesmer y convirtieron partes de ellos en los sistemas que después se conocieron como la ciencia cristiana, la teosofía, y los movimientos del Nuevo Pensamiento.

FREUD DESCUBRE LA HIPNOSIS

El mundo en el que Sigmund Freud nació en 1856 seguía con fervor los avances de la teoría de la hipnosis de Braid. La práctica se había extendido a los hospitales de todo el mundo como un medio para proporcionar anestesia prequirúrgica y estaba siendo utilizado por muchos médicos para tratar la histeria, una amplia categoría de enfermedades físicas que se creía que tenía una base psicológica. (Esas enfermedades físicas incluyen parálisis, ceguera, insomnio, convulsiones, y una amplia variedad de otros padecimientos.)

Freud tenía veinticuatro años de edad y ya había terminado la escuela de medicina cuando su mentor, Josef Breuer, comenzó el tratamiento de una judía ortodoxa de veintiún años de edad llamada Bertha Pappenheim, a quien Freud hace referencia en sus escritos como Anna O. La joven había pasado varios años de su vida cuidando a su padre enfermo, pero cuando él murió ella desarrolló una serie de enfermedades, incluida una mudez periódica, parálisis, alucinaciones y espasmos. A pesar de que vivía en Alemania, se negaba a hablar alemán —sólo conversaba en inglés— y había intentado suicidarse en varias ocasiones.

En ese momento, los métodos hipnóticos terapéuticos variaban de cierta forma, aunque la mayor parte involucraba la técnica clásica de hacer que un paciente fijara su atención en un punto. En un artículo publicado en 1881, Freud escribió sobre varias técnicas de la hipnosis que él y Breuer preferían. Una de ellas claramente provenía de Mesmer. Freud escribió: "nos sentamos frente al paciente y le solicitamos que se fijara en dos dedos de la mano derecha del médico y, al mismo tiempo, que observara de cerca las sensaciones que iban apareciendo".[6]

La otra técnica parecía una invención más reciente de Breuer y Freud y consistía, como escribió Freud, en "acariciar la cara y el cuerpo del paciente con las dos manos de forma continua entre cinco y diez minutos", una técnica muy útil para calmar a pacientes femeninas "histéricas". Freud señaló que tenía "un efecto calmante y sorprendentemente adormecedor". Las "caricias" de Freud y Breuer iban alternativamente desde el lado izquierdo al lado derecho del cuerpo, una técnica que Mesmer ya había desarrollado.[7]

Breuer trató Bertha usando estas y otras técnicas hipnóticas con cierto éxito, aunque Freud observó que en el proceso la mujer se enamoró de Breuer, que era un hombre casado con edad suficiente para ser su padre. Bertha aseguró que Breuer la había embarazado y que iba a tener un hijo de él, pero Breuer alegó que era un "embarazo psicológico". Bertha fue trasladada a un sanatorio privado, donde vivió por varios años, fuera de la vista del público. Hasta hoy no se sabe si el embarazo terminó con un aborto clínico o un aborto espontáneo, incluso si dio a luz, o si, según Breuer, sus síntomas de embarazo eran el resultado de su deseo "histérico" de tener un hijo y no tenían ninguna base física real.

Lo que sí se sabe es que, después de su salida del sanatorio, Bertha Pappenheim nunca volvió a tocar el tema de Breuer o Freud, sino que se convirtió en la primera y más franca trabajadora social y feminista de Alemania. Alcanzó en ese país una fama similar a la de Susan B. Anthony, escribiendo libros y produciendo obras de teatro en defensa de los derechos de la mujer. También tradujo al alemán y publicó el innovador tratado de Mary Wollstonecraft de 1792 sobre los derechos femeninos, *Vindicación de los derechos de la mujer*. En 1904 fundó un movimiento de mujeres judías, la Jüdischer Frauenbund, que fue tan influyente en Alemania que atrajo la atención de los nazis. Murió tras ser interrogada por matones de Hitler en 1936. Nunca se casó ni, por lo que se conoce, tampoco tuvo una relación con otro hombre después de su supuesto embarazo de Breuer.

En el primer año de tratamiento, a Bertha le resultaba muy útil pasar largas horas conversando con el atento Breuer acerca de sus sentimientos, algo a lo que ella llamó su "terapia de conversación" y "limpieza de chimeneas". Breuer venía a su casa por la noche y en la mañana para oír su "terapia de conversación". A pesar de que

Freud y Breuer nunca afirmaron que esta terapia de conversación podía ser una "cura", su caso se convirtió en la piedra angular de las teorías de Freud y de las psicoterapias modernas basadas en conversaciones.

Pero en la década de los años 1880 y principios de la siguiente, la terapia de conversación no era la forma favorita de Freud o incluso la que usaba con más frecuencia para tratar a sus pacientes. En ese momento, los tratamientos de Freud se basaban en una técnica de movimiento ocular bilateral conocida como hipnosis.

En *Estudio comparativo de las parálisis motrices e histéricas*, de 1893, y en los *Estudios sobre la histeria*, de 1895, (el "documento fundador" del psicoanálisis freudiano, del cual fue coautor Josef Breuer), Freud basaba casi todas sus conclusiones en resultados que obtuvo con el uso del movimiento ocular y otras técnicas hipnóticas de Mesmer y Braid. En *Estudios sobre la histeria*, por ejemplo, Freud escribió: "Con bastante frecuencia se trata de algún evento de la infancia que pone en marcha un síntoma más o menos grave y que persiste durante los años subsiguientes. No es hasta que han sido interrogados *bajo hipnosis* [la cursiva es mía] cuando esos recuerdos surgen con la misma intensidad de un evento reciente".[8]

En 1893, Freud publicó *Sobre el mecanismo psíquico de los fenómenos histéricos: comunicación preliminar*, con Josef Breuer como coautor, donde con frecuencia y de forma explícita trató el tema de la hipnosis. "Como regla general, es necesario hipnotizar al paciente y despertarle recuerdos bajo la hipnosis", escribió en el párrafo inicial del artículo. "Con esto [la hipnosis] es posible demostrar la conexión de la manera más clara y convincente". Como siempre, su técnica implicó el uso de la mano o un reloj para mover los ojos del paciente de un lado a otro, y a veces con golpecitos alternos en ambos lados del cuerpo del paciente.[9]

En el documento, Freud y Breuer se refieren a su etapa de aprendizaje con técnicas hipnóticas en 1881 y consideran que su trabajo antes de 1881 pertenece a "la era 'pre-sugestión'".[10] En repetidas ocasiones, Freud y Breuer se refieren al poder de la hipnosis como un diagnóstico y como una terapia. Indicaron que las causas fundamentales de la histeria se encuentran en los viejos recuerdos o traumas emocionales, y que "No es hasta que [los pacientes] han sido interrogados bajo hipnosis que esos recuerdos emergen".[11]

¿Y la cura para esos viejos recuerdos dolorosos que impulsan el comportamiento neurótico? Freud y Breuer escribieron: "Se entenderá ahora cómo es que el procedimiento psicoterapéutico que hemos descrito en estas páginas tiene un efecto curativo. *Se pone fin a la fuerza ejecutante de una idea a la que no se ha reaccionado en primera instancia, por lo que permite que un afecto reprimido halle una forma de expresión a través del habla; y se somete a la corrección asociativa introduciéndolo en la conciencia ordinaria bajo una hipnosis ligera o eliminándolo a través de la sugerencia del médico, como se hace con el sonambulismo* [hipnosis] *acompañado de amnesia*".[12]

La técnica principal de Freud para inducir lo que llamó el sonambulismo era la de mover la mano o los dedos de un lado a otro delante de la cara de su paciente al tiempo que le sugería que se relajara y entonces considerara su problema o asunto. Freud también utilizaba métodos tomados de hipnotizadores de teatros, incluido el "golpeteo", una técnica en la que Freud daba golpecitos con dos dedos sobre la frente, las mejillas o la clavícula de la persona, de forma alterna y continua y de izquierda a derecha, hasta inducir un trance. Otra técnica era la de poner la mano en la frente del paciente y aplicar una presión creciente.

Técnicas de inducción hipnótica como esas se utilizaron en tratamientos en toda Europa y América. Freud usaba estados de inducción rápida al trance que le permitieron tener acceso a los mecanismos en las mentes de sus pacientes y que le ayudaron a desarrollar su teoría del inconsciente.

Pero la hipnosis no estaba exenta de controversia. Desde que el padre de una de las jóvenes pacientes de Mesmer irrumpió en la consulta de este para "rescatar" a su hija, el mal uso de la hipnosis se volvió un tema candente. Las demostraciones teatrales con hipnosis estaban entre las formas más populares de entretenimiento a mediados y finales del siglo XIX y por lo general incluían a una hermosa asistente que era puesta en trance y a la que luego se le ordenaba obediencia ciega al hipnotizador.

En 1885, el novelista Jules Clarette publicó en París una obra de ficción titulada *Jean Mornas*, sobre un hipnotizador que hacía que la gente robara para él y que luego no recordaran lo ocurrido. En julio de 1886, mientras la novela se traducía al alemán e inglés, la revista francesa *Revue de l'Hypnotisme* publicó los resultados de una serie de experimentos que explotaban con fines sensacionalistas la novela de Clarette: en esos experimentos, los médicos hipnotizaron a sus pacientes y luego les ordenaron con éxito que robaran. Las revelaciones de esos experimentos preocuparon mucho al público francés. Cuando *Jean Mornas* apareció en idioma alemán en 1889, su publicación causó un gran revuelo.

En 1891, Freud seguía escribiendo con entusiasmo acerca de la hipnosis, alegando que estaba "convencido de que un buen número de síntomas de padecimientos físicos eran accesibles a través de la hipnosis" pero, dando marcha atrás a causa de los reportes negativos de prensa por la novela de Clarette, Freud añadió que "considerando la aversión que prevalece en la actualidad sobre el tratamiento hipnótico, en pocas ocasiones debemos emplear la hipnosis, excepto después de que todos los otros tipos de tratamiento no hayan tenido éxito".[13]

No obstante, Freud siguió usando la hipnosis —particularmente las técnicas bilaterales de inducción del movimiento ocular— y continuó obteniendo buenos resultados con ese procedimiento, y no era el único: ya en 1890 la mayoría de los psiquiatras usaba el sistema de "hipnosis" de mover el dedo frente a los ojos del paciente para lograr resultados psicoterapéuticos rápidos. El perfeccionamiento de la técnica de Mesmer se estaba empleando casi universalmente en la psiquiatría, y todo indicaba que producía resultados positivos en muchos pacientes.

Pero en 1894 George du Maurier cambió todo eso.

EL CAMBIO DE RUTA DE FREUD

Actualmente, la mayoría de personas no recuerda el nombre Du Maurier, o incluso el título de su notoria obra de ficción. Sin embargo, muchos reconocen el nombre del villano que Du Maurier creó. La novela de Du Maurier, *Trilby*, publicada en 1894, se convirtió en un éxito mundial de ventas por aquel entonces y aún se mantiene como uno de los libros más famosos del siglo XIX.

Trilby jugó con el creciente temor que el público sentía por la hipnosis y también con la nueva ola de antisemitismo que ya estaba surgiendo en Europa a finales del siglo XIX. Du Maurier describió a su villano en términos explícitos y estereotipados:

> Para empezar, era una persona alta y escuálida, de entre treinta y cuarenta y cinco años, de aspecto judío, bien constituido, pero siniestro. Estaba muy desaliñado y sucio, y usaba una boina roja y una gran capa de terciopelo, con un broche de metal de gran tamaño en el cuello. Su grueso, espeso y lánguido cabello negro sin brillo le caía en los hombros por detrás de las orejas, en ese estilo de los músicos que es tan ofensivo para el inglés normal. Tenía intensos ojos negros, brillantes, con párpados largos y pesados, una cara delgada y hundida, y una barba de color negro quemado que le crecía casi por debajo de los párpados; y sobre ella el bigote, de un tono más claro, que caía en dos largos espirales. Se le conocía por el nombre de Svengali, y hablaba con fluidez el francés con acento alemán, y usaba giros y modismos del alemán, y su voz era muy gruesa y maliciosa y dura, que con frecuencia se descomponía en un desagradable falsete. [14]

El villano de Du Maurier, Svengali, era un músico desempleado que utilizaba la hipnosis para hechizar a una hermosa joven llamada Trilby. Svengali puso a Trilby bajo trance utilizando los mismos métodos que Freud empleaba con sus clientes y que muchos hipnotizadores de teatro usaban por ese entonces: el movimiento ocular bilateral y golpecitos en la frente, las mejillas y la parte superior del pecho de izquierda a derecha, una y otra vez.

Du Maurier escribió:

> Svengali le dijo que sentara en el diván, y se sentó frente a ella, y le ordenó que le mirara atentamente a la parte blanca de los ojos.

"Recartez-moi pien tans le blanc tes yeaux" [Observa la parte blanca de mis ojos]. Luego hizo pequeños pases hacia un lado y otro de la frente y las sienes y por las mejillas y el cuello. Pronto se le cerraron los ojos y el rostro se le tornó plácido.[15]

Una vez que Trilby estaba bajo el poder de Svengali, él la explotaba sexual y financieramente sin piedad hasta que, al final de la historia, ella muere trágicamente de agotamiento, mientras miraba la foto de Svengali.

La publicación de *Trilby* estuvo acompañada de varios incidentes que acapararon los titulares en Europa y América entre 1894 y 1895. El hipnotizador teatral Ceslav Lubicz-Czynski supuestamente empleó hipnosis para seducir a la baronesa Hedwig von Zedlitz, lo que provocó que la familia de esta lo denunciara a la policía. Según la prensa (cada vez más histérica), otro hipnotizador de teatro, Franz Neukomm, sugirió a una mujer que "saliera de su cuerpo" en un viaje astral para curar a otra persona que estaba en el escenario. Los artículos periodísticos dijeron que la mujer murió a causa de esa propuesta, lo que llevó a que los titulares literalmente gritaran "¡Hipnosis, vudú, muerte!"

Incluso Alejandro Dumas, autor de *Los tres mosqueteros*, escribió varias novelas durante esa época donde usó la hipnosis y su poder para seducir y controlar a otros — mujeres en particular— como un elemento de la trama principal.

Las historias escabrosas se esparcieron por todo el mundo, y la hipnosis y las técnicas de inducción bilateral asociadas a ella cayeron en el descrédito. Sin importar cuán eficaz era el método de hacer que los pacientes se concentran mientras movían los ojos de un lado a otro, o mientras se les daban golpecitos a ambos lados de la cara, el resultado fue que no se practicara más.

Ningún médico —y sobre todo ningún médico judío— que estuviera en su sano juicio estaba dispuesto a ser acusado de usar lo que los periódicos habían decidido llamar el "poder maligno" de Svengali, incluso si la hipnosis tenía el poder de curar, y Breuer y Freud eran ambos médicos judíos.

La frustración de Freud por tener que abandonar sus terapias hipnóticas y de movimiento ocular debe haber sido inmensa, pero la reacción del público a la publicación en 1894 de *Trilby* y las historias escabrosas sobre hipnosis que la acompañaban fueron tan intensas que supongo que no tenía otra opción. Al serle negada por la opinión pública la sencilla técnica de curación moviendo los dedos frente a los ojos de los pacientes, Freud abandonó la hipnosis en 1895 y buscó en los medicamentos una vía para tratar la neurosis.

De 1895 a 1897, Freud administró cocaína a prácticamente todos sus pacientes y él mismo también ingirió regularmente pequeñas dosis de la droga. Como escribió en *Sobre la coca*:

Unos minutos después de tomar cocaína, se experimenta una cierta euforia y sensación de ligereza. Uno siente una cierta pilosidad en los labios y el paladar, seguida de una sensación de calor en las mismas zonas. Si se bebe agua fría, se siente calor en los labios y frío en la garganta. . . . Durante este primer ensayo he experimentado un período corto de efectos tóxicos, que no se repitieron en experimentos posteriores. La respiración se hizo más lenta y profunda y me sentí cansado y con sueño; bostecé con frecuencia y me sentí un tanto aburrido. Después de unos minutos comenzó la euforia real de la cocaína, con eructos refrescantes y repetidos. Inmediatamente después de tomar la cocaína me di cuenta de un ligero debilitamiento del pulso y más tarde un aumento moderado. . . . En general, los efectos tóxicos de la coca son de corta duración, y mucho menos intensos que los producidos por dosis eficaces de quinina o salicilato de sosa; que parecen ser aún más débiles después del uso repetido de cocaína.[16]

Curiosamente, hasta hoy la mayoría de los estudiosos de Freud no han conectado el furor internacional sobre la hipnosis que disparó *Trilby* en 1895 con la cronología de la vida y los experimentos de Freud. Por ejemplo, en un artículo titulado "Sigmund Freud und Cocaine" [Sigmund Freud y la cocaína], publicado en la revista alemana de medicina *Wien Klin Wochenschr*, el autor G. Lebzeltern indica: "El principio básico propuesto por J.V. Scheidt afirma que el estupefaciente cocaína desempeñó un papel en el desarrollo del psicoanálisis, algo que ha sido subestimado hasta el día de hoy. Es un hecho que el propio Freud consumió cocaína (en pequeñas dosis) durante unos dos años, y que comenzó su interpretación de los sueños aproximadamente diez años más tarde. . . . La pregunta que debe responderse ahora es: ¿Por qué eso ocurre [comienza] precisamente en 1895?".[17]

El artículo sugiere razones psicológicas de índole personal de por qué Freud comenzó a consumir cocaína como terapia en 1895, dejó de usarla en 1897, en el otoño de ese año propuso el complejo de Edipo como la base para gran parte de las neurosis, y diez años después regresó a la terapia de los sueños. Sin embargo, si se superponen la cronología del desarrollo de la hipnosis como terapia y arte teatral y la publicación *de Jean Mornas* de *Trilby* con la vida y la obra de Freud, surge el simple hecho de que Freud dejó de practicar la técnica de Mesmer de mover rítmicamente los dedos ante los ojos de sus pacientes o de golpetear en repetidas ocasiones ambos lados de la cara y la parte superior de sus pechos cuando los periódicos estigmatizaron esa práctica como "magia negra" y dijeron que se trataba de una estratagema utilizada por los hombres judíos para seducir y explotar a mujeres vulnerables.

Por esa época todos los médicos eran hombres y casi todos los pacientes psiquiátricos eran mujeres. En la estela de la histeria inducida por *Trilby* en 1895, con toda probabilidad Freud no pudo seguir usando el procedimiento de Mesmer de la terapia de movimiento ocular, aunque hubiese querido: prácticamente todas sus pacientes eran mujeres de las clases educadas, que leían periódicos y novelas, y probablemente habrían salido gritando de la consulta si el médico hubiese tratado de usar los mismos y tan divulgados métodos que el personaje de ficción Svengali empleó para seducir y explotar a la desafortunada Trilby.

No obstante, Freud mantuvo su convicción sobre la importancia de que sus pacientes movieran los ojos de un lado a otro, o de tocarlos en ambos lados del cuerpo, a lo que en ese momento llamó "hipnosis." Pero le tomó casi treinta años para volver siquiera a mencionar la hipnosis en público. En 1923, en *Psicoanálisis: La exploración de los rincones ocultos de la mente*, Freud escribió: "La importancia de la hipnosis para la historia del desarrollo del psicoanálisis no debe tomarse a la ligera. Tanto en la teoría como en los aspectos terapéuticos, el psicoanálisis es el administrador de la herencia dejada por el hipnotismo". [18]

Sin embargo, aparte de las condenas, el año 1895 marcó el fin del uso de la hipnosis por parte de Freud. Hasta el día en que se suicidó con una sobredosis de morfina, el 23 de septiembre de 1939, nunca más usó o defendió públicamente las técnicas empleadas por Mesmer, Braid, y el personaje de ficción Svengali.

El grueso del trabajo de Freud que surgió después de 1895 no ha resistido bien el paso del tiempo. Aunque el análisis freudiano todavía se practica en todo el mundo, no existen claros estudios científicos que apoyen la eficacia de la psicoterapia freudiana o muchas de las variantes que produjo. Tomando como referencia el caso de Bertha Pappenheim, Freud llegó a la conclusión de que la "terapia conversacional" en sesiones matutinas y vespertinas con Josef Breuer, que incluía muchos arrebatos emocionales como ella misma relatara sobre sus primeras experiencias, era un proceso catártico de liberación de energía psíquica reprimida (abreacción) similar a la punción de un grano con pus. Aunque Freud y Breuer reconocieron abiertamente que Bertha no estaba "curada" con ese proceso de terapia conversacional, de todas formas Freud construyó un modelo terapéutico basado en ella. (Breuer regresó a ejercer como médico de familia después de su única experiencia en la psiquiatría con Bertha.)

Muchos seguidores de la psicología y la psiquiatría han notado con el paso de los años lo irónico que resulta que el legado psicoterapéutico de Freud se inspiró en un solo caso, que terminó con la hospitalización involuntaria de su paciente. Sin embargo, él y sus discípulos se hicieron famosos en gran parte por sus otros éxitos anteriores, no publicados. Antes de 1895, Freud se apoyó casi exclusivamente en técnicas bilaterales, con un profundo y duradero éxito que viajó de boca en boca a través de la comunidad psiquiátrica y las altas esferas de la sociedad, y que le atrajo pacientes de todo el mundo.

Muchos historiadores de la psicoterapia han especulado durante el siglo pasado acerca de por qué Freud abandonó sus primeras y exitosas técnicas bilaterales de terapia rápida por otras posteriores que requirieron años de trabajo y que, en su mayoría, no tuvieron éxito. Los más escépticos han sugerido que Freud estaba simplemente fabricándose una carrera y una industria que le ayudaran a mantenerse financieramente porque los pacientes tendrían que volver repetidamente durante años, proporcionándole así un buen ingreso al terapeuta.

Tal vez la verdad es más halagadora para Freud: tuvo que dejar de usar la hipnosis debido a una histeria inspirada en la ficción que se extendió con tanta fuerza por el mundo que él no pudo defenderse, a pesar de que la verdad estaba de su lado.

El "secreto" de Freud se mantuvo oculto durante casi un siglo y por ello a millones de personas de todo el mundo les fueron negados los beneficios de las técnicas de curación rápida que él llamó hipnosis, un proceso basado en la simple práctica de estimular alternativamente los dos hemisferios del cerebro mientras se piensa en un problema o asunto. A la sociedad en su conjunto también se le negó discutir el tema de la bilateralidad y sus más amplias implicaciones para el desarrollo cultural.

Por qué es tan importante la bilateralidad

Nunca confíe en una idea que no haya
surgido al caminar.

FRIEDRICH NIETZSCHE

La bilateralidad es la capacidad de tener los hemisferios derecho e izquierdo del cerebro completamente funcionales y comunicándose entre ellos. Representa una forma óptima en el funcionamiento del cerebro, una manera que refleja cómo funciona el cerebro de la mayoría de los animales.

Muchas personas en nuestra sociedad están "atrapadas" en un canal de respuesta emocional habitual, con sólo un hemisferio del cerebro responsable por casi todo su funcionamiento. A pesar de que son "normales" y "sanas", llevan consigo una mente llena de emociones y dolor sin resolver. Los ejercicios bilaterales han demostrado que estimulan una función más saludable del cerebro. Ahora estamos descubriendo que caminar también puede lograr esa cura.

Hasta hace treinta años, antes de la disponibilidad de elaborados equipos de imágenes cerebrales tales como la tomografía por emisión de positrones o la tomografía computarizada de emisión monofotónica (PET y SPECT respectivamente, siglas en inglés), y escáneres de resonancia magnética (MRI, en inglés), existía una vasta creencia de que el hemisferio izquierdo del cerebro —que controla el lado derecho del cuerpo— era el responsable de la lógica y el pensamiento, y el hemisferio derecho —que controla el lado izquierdo del cuerpo— se encargaba de las emociones. Curiosamente, aunque ahora sabemos que eso no es tan sencillo, también sabemos que hay una carga de verdad en esta creencia de larga data.

Una persona sana tiene ambos hemisferios del cerebro plenamente activos y en condiciones de intercambiar información entre ellos de tal manera que podamos pensar sobre nuestras emociones y evocar sentimientos con nuestros pensamientos. La evidencia de este funcionamiento hemisférico dual puede ser reconocida con la simple observación de cómo una persona sana camina o habla: ambos lados de la boca se abren a la par cuando la persona habla, y sus piernas y brazos se balancean con comodidad y alcanzan la misma distancia al caminar. Cuando una persona habla por un lado de la boca muestra síntomas de un daño cerebral hemisférico (como la de un derrame cerebral) o de una grave enfermedad emocional o psicológica. Un hemisferio se ha hecho cargo del funcionamiento del cerebro. Dependiendo de qué hemisferio se ha hecho cargo, estas personas a menudo son o demasiado emotivas (generalmente hablan por el lado izquierdo de la boca) o carecen de la capacidad de experimentar emociones fácilmente (hablan por el lado derecho).

El predominio hemisférico —un lado del cerebro controla las funciones de ambas partes— no es algo irrelevante. No sólo tiene un efecto en los individuos sino que, según sugieren algunos científicos, realmente influye en la sociedad y la cultura. De una manera muy real, existe un dominio hemisférico *cultural* en las sociedades que llamamos "civilizadas", mientras que las sociedades indígenas/aborígenes (los "nobles salvajes" de Rousseau) generalmente son más bilaterales en su funcionamiento cerebral cultural.

Así como una persona con un desequilibrio hemisférico severo puede quedar desconectada de emociones como la empatía, y por tanto permite o incluso fomenta acciones de masacre como las guerras, también puede hacerlo toda una sociedad. De acuerdo con algunos investigadores, las sociedades con desbalances hemisféricos son más propensas a ser patriarcales, jerárquicas y violentas, mientras que las sociedades hemisféricamente equilibradas son más propensas a ser igualitarias y democráticas, y emplean la violencia sólo en defensa propia.

El ejemplo más lejano en el que toda una cultura pasó a tener el hemisferio izquierdo como dominante, algo que ahora llamamos *civilización*, se remonta al relato escrito más antiguo que se conoce, *La Epopeya de Gilgamesh*, una historia que se ubica hace unos seis o siete mil años en la antigua Mesopotamia (actual Irak) sobre el primer gobernante que desafió a los dioses y tomó el poder. Gilgamesh fue el primer señor de la guerra de la historia. Su historia épica, que es anterior a la Biblia, no sólo describe un orden social jerárquico, sino también una religión jerárquica: cuenta la historia de un buen hombre llamado Utnapishtim a quien su dios Ea le instruyó construir un arca y poner en ella una pareja de cada animal. Al hacerlo, Utnapistim sobrevive a una gran inundación que Ea arroja sobre la ciudad de Shurippak porque sus habitantes no lo adoraban lo suficiente.

La cultura de Gilgamesh estableció, en muchos sentidos, el futuro prototipo de sistemas sociales y políticos basados en la agricultura (y también en la violencia). Un rey o una reina con el poder de cortarle la cabeza a quien se atreviera a desafiarlos rigieron en todas las civilizaciones, desde la Mesopotamia de Gilgamesh a la actual Arabia Saudita. Ya sea en el este u oeste, norte o sur, desde China a Europa, al imperio inca, han surgido sociedades dominantes y violentas en los últimos milenios. Con esa historia de trasfondo, Darwin y otros en el siglo XIX llegaron a la conclusión de que el modelo de Gilgamesh basado en el dominio era la forma en que los humanos estaban *destinados* a vivir.

En su libro de 1871, *El origen del hombre*, Charles Darwin resume la idea, común en esa época, de que la sociedad se mantiene mejor unida a través de la dominación que por la verdadera democracia, por una pequeña élite en lugar de las sucias masas, por los más dispuestos a usar la fuerza que por aquellos dispuestos a comprometerse o sacrificarse. Darwin defendía así el argumento de que la mayoría de los seres humanos están biológicamente predispuestos a vivir bajo el dominio de otros.

La suposición de los conquistadores es que ellos siempre han sido superiores en todos los sentidos a los vencidos. ¿De qué otra forma uno puede justificar la conquista?

Darwin, sin embargo, tenía problemas para ajustar su punto de vista con lo que iba conociendo acerca de los modelos sociales de los pueblos tribales, a los que él y sus contemporáneos llamaban salvajes. Comenzaban a llegar a las comunidades científicas y políticas reportes procedentes de exploradores y colonos en el Nuevo Mundo, África y las colonias indias de que esos llamados salvajes —tribus desde las Américas hasta África— no eran los personajes estúpidos, egoístas y violentos presentados en la literatura y la filosofía europeas. En su lugar, a menudo mostraban un comportamiento altruista y tenían sistemas sociales y políticos altamente elaborados, en muchos casos más democráticos que el de la Inglaterra de Darwin.

En esa época había tantos pueblos indígenas en todo el mundo como personas "civilizadas". Vivían de la manera en que todos los humanos habían vivido la mayor parte de su historia (y que a menudo llamamos en "la Edad de Piedra"), y sin embargo sus sociedades eran alarmantemente democráticas. Estadounidenses considerados problemáticos como Thomas Jefferson y Benjamin Franklin ya habían hablado y escrito extensamente sobre las lecciones que podían sacarse de las formas democráticas de gobierno de los salvajes de América del Norte, y los salvajes de Asia y África también vivían en paz, en cooperación y en organizaciones sociales complejas y sofisticadas, pero igualitarias. A pesar de que dos siglos antes Thomas Hobbes había proclamado que "La vida en un estado primigenio no regulado es solitaria, pobre, desagradable, brutal y corta", había poca evidencia de que tales condiciones de vida existieran entre los pueblos tribales "no regulados" de esos tiempos.

Es de suponer que los antepasados de Darwin también fueron salvajes en su momento. Darwin se preguntaba entonces por qué los salvajes modernos hallados en las Américas y en otros lugares no habían pasado a vivir en sociedades "civilizadas", como lo hicieron sus compatriotas ingleses.

"Es, sin embargo, muy difícil arribar a una conclusión," escribió Darwin, "[sobre] por qué una tribu en particular y no otra ha tenido éxito y ha ascendido en la escala de la civilización. Muchos salvajes están en la misma condición en que fueron descubiertos por primera vez hace varios siglos. Como el Sr. Bagehot [el economista y escritor político Walter Bagehot] ha señalado, tendemos a mirar el progreso como algo normal en la sociedad humana, pero la historia refuta eso".

¿Por qué los pueblos tribales de esa época moderna seguían viviendo así, incluso cuando se les ofrecía la oportunidad de ser "civilizados"? Las historias de los nativos americanos criados en comunidades blancas que más tarde escaparon a las tierras "salvajes" eran legendarias. Del mismo modo, los africanos hicieron una fuerte resistencia a ser llevados como esclavos a las comunidades de blancos, a pesar de que representaba una mejora "civilizada" en sus condiciones tribales. Además, no era raro que europeos escaparan durante la época de la colonia a las comunidades indígenas y vivieran entre ellos, convirtiéndose en "indios blancos" y nunca regresaran a la sociedad "civilizada". Eso intrigó a Thomas Jefferson, quien comenzó un análisis detallado de los pueblos nativos americanos y sus sociedades. En sus autobiográficas *Notes on the State of Virginia* [Notas sobre el estado de Virginia], Jefferson escribió:

Basado en lo que he visto del hombre, blanco, rojo y negro, y lo que se ha escrito de él por los autores, ilustrados, y con la escritura de un pueblo ilustrado, el indio de América del Norte, al estar más a nuestro alcance, puedo hablar de él de cierta forma usando mi propio conocimiento, pero más con la información de los que lo han conocido mejor, y sobre cuya veracidad y juicio puedo confiar. . . . Es valiente, cuando una empresa depende de la valentía; lo han educado a que el honor consiste en la destrucción de un enemigo mediante una estratagema, y en la preservación de su propia persona sin sufrir lesión; . . . también se enfrenta a la muerte con más deliberación y tolera las torturas con una firmeza desconocida para nosotros, casi con entusiasmo religioso; que es afectuoso con sus hijos, los cuida, e indulgente en extremo; que su afecto se expande a sus otros familiares y se debilita, como entre nosotros, de círculo en círculo, a medida que se aleja del centro; que sus amistades son sólidas y fieles al extremo, que sus sentimientos son intensos, incluso los guerreros lloran amargamente la pérdida de sus hijos, aunque en general se esfuerzan por aparentar que no les afectan las contingencias humanas; que su vivacidad y la actividad mental es igual a la nuestra en situaciones similares; de ahí su afán por la caza, y por los juegos de azar. . . .

Crían un número menor de hijos que nosotros. . . . Se dice que han aprendido a practicar el aborto usando un vegetal y que incluso más tarde evita la concepción durante un tiempo considerable. . . . En este país prevaleció una práctica inhumana de hacer esclavos a los indios. . . . Para juzgar la veracidad de esto, para formarse un estimado justo de su genio y facultades mentales, se necesitan más hechos y un gran margen de tolerancia para valorar las circunstancias de su situación, y que requieren un despliegue de talentos particulares. Una vez hecho esto, probablemente vamos a encontrar que se formaron en cuerpo y mente en el mismo módulo del "Homo sapiens Europaeus".[1]

Como sugiere la descripción de Jefferson de los pueblos nativos y su carácter y costumbres, algo le faltaba a la teoría de Darwin sobre por qué los "salvajes" no querían ser "civilizados", pero Darwin no podía entender lo que era. La teoría de que los "salvajes" en realidad habían comenzado como "gente civilizada", pero se habían deteriorado o degenerado a lo largo de eones fue propuesta por el duque de Argyll, aunque Darwin la encontró inadecuada. "Los argumentos promovidos recientemente por el Duque de Argyll, y anteriormente por el arzobispo Whately, a favor de la creencia de que el hombre entró en el mundo como un ser civilizado y que todos los salvajes comenzaron a degradarse a partir de entonces, me parecen débiles en comparación con los potenciados por el otro lado", escribió Darwin en *El origen del hombre*.[2] Sin embargo, no tenía forma de explicar la aparente nobleza y calidad de vida de los salvajes.

Darwin era un científico y sabía que a veces eso significaba tratar puntos de vista impopulares. Al voltear la teoría de Argyll al revés, Darwin empezó a considerar que tal vez las personas civilizadas habían sido salvajes alguna vez. Pero si las personas civilizadas *habían vivido* como salvajes en algún momento, ¿por qué no recordábamos aquellos tiempos?

LA BARRERA CULTURAL
DISOCIATIVA

En su brillante novela *Ishmael*, Daniel Quinn populariza la idea de una barrera del recuerdo entre la civilización moderna y lo que Darwin llamó el estado "salvaje".[3] Quinn lo llama "El gran olvido", una amnesia cultural tan fuerte que no podemos siquiera *imaginar* cómo vivían nuestros antepasados.

Por ejemplo, cuando pensamos en otro país "civilizado", imaginamos nuestros coloridos estereotipos de esas personas: a los griegos bailando como Zorba, o a los franceses bebiendo vino, o los italianos comiendo pastas en un café en Venecia. Incluso si no conocemos su idioma, podemos escuchar fácilmente fragmentos de sus conversaciones. Podemos evocar los olores, sabores, e incluso el tacto de su mundo, porque en general todo es culturalmente muy similar al nuestro.

Pero cuando pensamos en la historia preliteraria de nuestros propios ancestros, nuestro paisaje mental a menudo se torna blanco y negro. Nuestra capacidad de imaginar el lenguaje u otros sonidos de esa época es mínima. (De hecho, hasta la última década, algunos antropólogos especulaban que nuestros "salvajes" ancestros eran mudos, lo que sugería que el desarrollo de la civilización coincidió con una mutación evolutiva reciente que aumentó el tamaño de los haces nerviosos que controlan la lengua de los humanos). La mayoría de la gente nunca ha evocado el sabor de la comida de nuestros antepasados prehistóricos; qué tipo de hierbas, semillas y polvillos usaban como especias, cómo olían los lugares en que vivían o lo que les causaba alegría.

Todos tenemos una colección de diferentes "yoes" o roles que necesariamente desempeñamos en la vida: padre, maestro, empleado, cónyuge, amigo. Cada rol nos obliga a reubicar ligeramente diferentes conjuntos de habilidades y atributos de la personalidad para ejecutar uno de esos roles. Cuando una persona pierde la capacidad para recordar que mantiene una misma identidad mientras lleva a cabo esos roles, se dice que ha desarrollado un trastorno disociativo o de conversión. El trastorno de personalidad múltiple es el más conocido.

Parece que todos juntos hemos erigido una barrera de separación cultural tan completa que realmente creemos que Darwin tenía razón en su suposición de que una cultura dominante y violenta tiene orígenes biológicos, y que ha crecido y prosperado debido a la selección natural.

EL LADO IZQUIERDO DEL CEREBRO
TOMA EL CONTROL

En ese debate de siglos sobre por qué la sociedad "civilizada" es tan violenta y los "salvajes" son a menudo no violentos se involucró la ciencia moderna del cerebro. En 1982, Walter J. Ong publicó un libro titulado *Orality and Literacy* [Oralidad y lectoescritura], en la que sugiere que había una profunda diferencia en la forma en que se desarrollaron los cerebros en las culturas que aprendieron a leer en etapas tempranas con las culturas que eran totalmente orales en la forma en que se transmitían las historias, las costumbres y tradiciones sociales.[4] En 1999, el médico y escritor científico Leonard Shlain amplió esa hipótesis en su libro *El alfabeto contra la diosa. El conflicto entre la palabra y la imagen*, donde sugiere que el proceso de aprender a leer es un ejercicio completamente del hemisferio izquierdo del cerebro que hace que los niños desarrollen el dominio de ese hemisferio a una edad temprana.[5]

El hemisferio izquierdo (que controla el lado derecho del cuerpo) es en gran parte responsable del pensamiento abstracto y lógico. Los alfabetos son puras abstracciones: no hay nada en la forma o caracteres en la palabra *pájaro*, por ejemplo, que le permita a un analfabeto asociar ese grupo particular de símbolos con una criatura con plumas. Por lo tanto, aprender a leer es un proceso que pone a funcionar el lado izquierdo del cerebro, y el entrenamiento de esa parte del cerebro antes de los siete años —más o menos la edad en la que se determina el control de los hemisferios cerebrales— hace que las personas desarrollen el dominio del hemisferio izquierdo en lugar de la bilateralidad más funcional de hemisferio derecho/hemisferio izquierdo.

Shlain explica que a medida que más personas de una sociedad aprenden a leer y escribir, el lado izquierdo del cerebro se hace dominante, por lo que se desconectan más de su lado derecho del cerebro, que es emocional y empático. Shlain sugiere que este predominio temprano del hemisferio izquierdo y su desconexión del lado empático del cerebro indica que nos volvemos más dispuestos (o incluso motivados) a usar la violencia, en particular los hombres contra las mujeres. El autor lo demuestra exponiendo cómo las épocas de lectura y escritura en Europa alternaron con épocas de adoración a la diosa (en forma de cultos a María en los momentos en que leer era ilegal) y señaló que, cuando se generalizó la alfabetización en Europa, la Iglesia católica y su Inquisición mataron a más de un millón de mujeres por "brujas" como parte de su resuelto esfuerzo para acabar con los cultos que adoraban a la divinidad de María. Con el predominio del hemisferio izquierdo extendiéndose a través de la cultura, los hombres se alzaron y tomaron el mando de una forma brutal y sangrienta.

Por eso, Shlain, Ong, entre otros, sugieren que *la lectoescritura* es el elemento en la olla de la civilización que irrevocablemente alteró la forma en que se desarrolló la "sociedad civilizada". Como la escritura y la lectura cambian la manera en que se forman nuestros cerebros a medida en que crecemos y nos desarrollamos, no tenemos un punto de referencia para entender qué hubiese pasado de haber crecido analfabetos, y por lo tanto, no poseemos la capacidad para comprender verdaderamente o identificarnos con las sociedades no violentas que no saben leer o escribir. Como resultado suponemos que en realidad no pueden existir sociedades no violentas, y que nuestro tipo de desarrollo del cerebro es "normal" para la raza humana.

Suponer que la terapia bilateral al caminar es en sí misma suficiente para curar muchos de los males violentos de la sociedad es algo dudoso, pero concebible. Los indios de Norteamérica andaban a pie antes de que llegaran los caballos de Europa en el siglo XVI y la evidencia antropológica disponible indica que sus sociedades eran rara vez violentas.[6] Con el uso generalizado de otras formas de transporte en Europa y Medio Oriente hace siete mil años (principalmente el caballo y los carruajes tirados por caballos), es posible que la pérdida de las caminatas haya hecho más violenta a la sociedad.

Incluso observaciones recientes de sociedades que aún dependen enteramente de las caminatas para el transporte, tales como los bosquimanos del sur de África, presentados en la película *The Gods Must Be Crazy* [Los dioses deben estar locos], muestran que las personas que "caminan" son rara vez violentas o jerárquicas comparadas con las que "montan a caballo".

Aunque actualmente todo esto es especulativo, cada vez surgen más evidencias de que tanto la salud mental social como personal dependen de la estimulación bilateral regular, y que estamos evolutivamente diseñados para obtener tal estimulación de las caminatas diarias.

La Programación Neurolingüística (PNL) y la historia moderna de las terapias bilaterales

¡Oh imitadores, rebaño de esclavos!

HORACIO, 65 A.C. – 8 A.C.

Por más de sesenta años, desde que Freud abandonó la práctica de mover los dedos frente a las caras de sus pacientes a finales del siglo XIX, hasta la década de 1950, cuando Milton Erickson y otros expertos comenzaron a ganar aceptación por sus intentos de reactivar la práctica de la hipnosis, la única terapia de movimiento ocular que podía usar una persona para curarse de un trauma era con el sueño de movimientos oculares rápidos (MOR). Aunque el sueño MOR es importante y útil —y como expresamos en el primer capítulo, al parecer es una forma en que se procesan las vicisitudes normales de la vida— el sueño MOR a menudo no es lo suficientemente fuerte como para tratar un trauma severo.

El movimiento del potencial humano que comenzó a florecer a finales de la década de 1960 proporcionó un terreno fértil para el desarrollo de nuevas perspectivas sobre cómo funciona la mente humana. A principios de la década de 1970, John Grinder, profesor asistente de lingüística en la Universidad de California en Santa Cruz, y Richard Bandler, un alumno de cuarto año que estudiaba la terapia Gestalt, se unieron para desarrollar un modelo sobre cómo interactúan la mente y el cuerpo. Bajo la tutela de Gregory Bateson, los dos crearon el modelo y el sistema conocido como Programación Neurolingüística (PNL), que definió una relación entre la mente (*neuro*) y el lenguaje, tanto verbal como no verbal (*lingüística*), y que sugirió cómo podría organizarse esa interacción (*programación*) para afectar la mente, el cuerpo y el comportamiento.[1]

La Terapia de Movimiento Ocular (TMO) se originó en los primeros trabajos de Richard Bandler y John Grinder. En el proceso de desarrollo de la PNL, sus creadores se dieron cuenta de que cada estado emocional y cada recuerdo que una persona lleva consigo tienen su propia estructura sensorial única. Un recuerdo podrá existir en color o en blanco y negro, como una imagen fija o como una película y podrá tener sonido o no. Si se le pide a una persona que apunte a un recuerdo, esa persona va a apuntar en una dirección particular y será capaz de decirte si siente que la imagen de ese recuerdo está a menos de un metro de distancia o a seis. En general, los recuerdos recientes y/o emocionalmente intensos están más cerca y tienen más probabilidades de ser coloridos, y con frecuencia se aprecian como si la persona fuera un observador (es decir, ella no se ve en la imagen), mientras que las imágenes más viejas y con menos carga emocional están más distantes, son tenues o carentes de color, y muchas veces la persona puede verse a sí misma en ellas.

Grinder y Bandler observaron que las personas tienden a interiorizar en colores brillantes los recuerdos no procesados e irresolutos de eventos traumáticos, los sonidos de esos recuerdos son generalmente fuertes y los sentimientos intensos. Descubrieron que cuando las personas desplazaban esos componentes estructurales del recuerdo traumático —las cualidades específicas visuales, auditivas y cenestésicas (que ellos denominaron *submodalidades*) de sus imágenes mentales y recuerdos de los sucesos— la carga emocional de esos sucesos se movía. Dedujeron que los componentes estructurales de la memoria son parte de la forma en que la mente organiza y da sentido a los recuerdos, el sistema de "archivo y organización" que genera la mente, *y* son la clave para cambiarlos terapéuticamente.

Por ejemplo, es posible que usted recuerde un momento embarazoso como una imagen en colores intensos ubicada en su lado izquierdo, a un metro y medio de distancia de usted. Si traslada la imagen a la esquina superior derecha de su campo visual, la mueve a más de seis metros y la pasa a blanco y negro, son altas las probabilidades de que la carga emocional asociada con la memoria disminuya. Bandler y Grinder llaman a este proceso *cambio de las submodalidades*.

Según Bandler y Grinder, la posición es una de las submodalidades más importantes de un recuerdo. Por lo tanto, pioneros de la PNL como Bandler y Steve Andreas hacían que las personas movieran las imágenes en su memoria de un lado a otro una y otra vez para ver lo que sucedía. El resultado fue que con traumas emocionales *menores*, este movimiento lateral de las imágenes rápidamente "aplanaba" la imagen y con ello se reducía la carga emocional.

Richard Bandler me dijo que este hallazgo sobre el movimiento de imágenes de lado a lado era una percepción fascinante del poder de la estimulación y las funciones bilaterales. "Si te estás pasando una pelota de tenis de una mano a otra", dijo, "es imposible que te sientas enojado, y si lo haces pensando en un problema, a menudo el problema se resolverá o las soluciones van a aparecer en tu mente".

Sólo había un problema con el sistema inicial de que la gente moviera imágenes de sus recuerdos traumáticos de lado a lado. En casos de *grandes* traumas, este método de "fuerza bruta" a veces devolvía a las personas la intensidad del evento con tanto ímpetu y rapidez que estas rompían en llanto o se "asustaban" con la experiencia, algo conocido como abreacción. Aunque Sigmund Freud consideraba que en general las abreacciones eran algo bueno y consideraba que eran un signo de curación cuando los pacientes rompían en llanto o se angustiaban durante sus sesiones de terapia, la experiencia enseñó a Bandler y Grinder que era realmente una reapertura de las heridas que dejaba a las personas con una mayor angustia emocional que antes de que experimentaran la abreacción. (Numerosos estudios en las últimas cinco décadas han demostrado que eso es cierto. Muchas terapias basadas en la abreacción que fueron populares en la década de los años 1960, como gritar y golpear almohadas con bates de béisbol, se desacreditaron y quedaron en desuso porque evocar abreacciones para revivir un trauma puede ser emocionalmente perjudicial).

Ese deseo de evitar abreacciones condujo a la búsqueda de formas de crear un verdadero cambio estructural en los recuerdos sin producir una respuesta que volviera a abrir la herida. Para evitar abreacciones, se sugería entonces que la persona sostuviera la imagen del recuerdo en un solo lugar. Mientras el sujeto sostenía la imagen de ese recuerdo en un lugar —digamos, a unos pasos delante del pecho, donde al parecer la mayoría de las personas guardan las imágenes más traumáticas— se hacía que la persona moviera los ojos de lado a lado, siguiendo la punta de un bolígrafo que el experto de PNL sostenía en la mano.

Los investigadores de Programación Neurolingüística descubrieron que si la punta del bolígrafo que la persona estaba siguiendo con los ojos no "tocaba" la imagen, no había abreacción y la intensidad de la imagen disminuía gradualmente. Cuando el profesional de PNL hacía esto varias veces durante unos minutos, hasta que la punta del lápiz se había movido sobre la parte superior de la imagen lo suficiente como para reducir la intensidad emocional de la imagen al menos en un 50 por ciento, entonces la persona no experimentaba una abreacción cuando el experto finalmente *movía* la pluma (y por lo tanto la visión de la persona) hacia el área que ocupaba la imagen del recuerdo. Cuando la pluma finalmente "pinchaba" la imagen, la solución del trauma era rápida y completa, a menudo en una sola sesión.

Este hallazgo de un sistema de PNL para tratar los traumas fue, en efecto, un redescubrimiento de las técnicas de Mesmer de 1780, que habían sido utilizadas por Freud y cientos de otros psicoterapeutas hasta los escándalos de la hipnosis de finales del siglo XIX.

OTRAS TERAPIAS BILATERALES
ENTRAN EN ESCENA

En 1987, Francine Shapiro, entonces graduada de Psicología en la Universidad de California, notó un día durante una caminata que los movimientos oculares de lado a lado parecían disminuir las emociones negativas de ciertos recuerdos traumáticos que sufrió. Shapiro trasladó esa percepción a su tesis de doctorado en Psicología, y a partir de ella desarrolló lo que llamó Desensibilización por Movimientos Oculares, una técnica mediante la cual agitaba dos dedos de un lado a otro ante los ojos de un paciente al tiempo que hacía que este recordara un evento traumático. Sus primeras experiencias con este trabajo la convencieron de que su método podía sanar traumas rápidamente. También añadió algunas técnicas de psicoterapia clásicas derivadas en parte de la terapia de conversación de Freud, y cambió el nombre del sistema por el de Desensibilización y Reprocesamiento por Movimientos Oculares (del inglés Eye Movement Desensitization and Reprocessing, EMDR). Decenas de miles de profesionales ya han aprendido la Desensibilización y Reprocesamiento por Movimientos Oculares (DMRO), y ha sido el tema de numerosos estudios que han demostrado su eficacia. [2]

Los defensores del sistema indican que el método DRMO puede ser eficaz porque la estimulación bilateral del cerebro provoca un tipo de integración neurológica de los procesos emocionales e intelectuales relacionados con el hipocampo, el cuerpo calloso y los dos hemisferios del cerebro. Otros han sugerido que los éxitos de la DRMO son simplemente una variación de la técnica original de Mesmer. Si bien no se utiliza el término de *magnetismo animal* de Mesmer, o el de *hipnosis* que usó Braid, desde que Shapiro popularizó la DMRO, en las últimas dos décadas han surgido numerosos sistemas bilaterales similares que pretenden utilizar en diversas formas la estimulación del lado izquierdo y derecho para sanar el trauma.

Por ejemplo, Roger Callahan desarrolló los llamados sistemas de Terapia del Campo Mental (TCM) y las Técnicas de Callahan para ayudar a los pacientes a resolver los traumas. Según él, a diferencia del sistema de Mesmer, el suyo funciona debido a que el "campo" con el que él trabaja es "una estructura invisible en el espacio que tiene un efecto sobre la materia". Su sistema consiste en el golpeteo en puntos clásicos de acupuntura a lo largo de un lado de la cara del paciente y, a continuación, en el lado opuesto del torso. Luego se toca la muñeca del paciente mientras este observa cómo el terapeuta mueve su mano en un gran círculo, para después hacer que el paciente alternativamente emita zumbidos y cuente en voz alta (funciones del lado derecho y del lado izquierdo del cerebro).

A finales de la década de 1980 y principios de la de 1990, Gary Craig desarrolló un sistema para el tratamiento del trauma llamado Técnica de Liberación Emocional (TLE), que se basa en los sistemas clásicos de PNL de cambio de submodalidades, así como en las técnicas de Freud anteriores a 1895 de golpeteo bilateral en la cara y el cuerpo y de los movimientos oculares continuos. El sitio web de TLE enumera docenas de "primos" de su sistema de terapia energética, con una amplia variedad de siglas (en inglés) como WHEE, TAT, NEAM, EDxTM, GTT, BSFF, WLH, MMT y PET. Lo que tienen en común es que todos aseguran que curan el trauma utilizando algún tipo de estimulación bilateral de los ojos, las orejas, la cara o el cuerpo. Todos reportan resultados exitosos y aseguran que pueden demostrar su eficacia.

Otro sistema que se basa en el movimiento y la coordinación bilateral se conoce como Kinesiología Educativa, o gimnasia cerebral. Estudios realizados en Europa y Estados Unidos han demostrado que muchos de los ejercicios de gimnasia cerebral que utilizan el movimiento bilateral —la coordinación rítmica de los lados derecho e izquierdo del cuerpo—ayudan a curar a las personas de los trastornos emocionales así como a mejorar su memoria, su capacidad de aprendizaje y funcionamiento general.

Como se mencionó anteriormente, es imposible sentirse molesto mientras se está pasando una pelota de tenis de una mano a otra. Hay algo psicológicamente muy relevante en el movimiento bilateral.

LA TERAPIA BILATERAL DEL MOVIMIENTO OCULAR EN ACCIÓN

El doctor Stephen Larsen es un viejo amigo mío y el biógrafo y antiguo protegido de Joseph Campbell. Ahora retirado de la enseñanza universitaria, Stephen y su esposa, Robin, dirigen el Centro de Estudios Simbólicos. A su vez, Stephen ejerce la práctica privada de psicología en el Centro de Terapia de Stone Mountain, en New Paltz, Nueva York.

Fue en este contexto que Stephen me invitó a impartir junto a él un taller durante un fin de semana en el Centro de Terapia de Stone Mountain. Su tema estaba ampliamente basado en los antiguos sistemas psicológicos, emocionales y espirituales de curación de los chamanes, mientras que el mío era sobre los sistemas modernos diseñados para producir resultados similares a través de técnicas como la Programación Neurolingüística. [3]

Nuestro curso, titulado Cazadores y Chamanes, fue diseñado principalmente para terapeutas, a pesar de que cada año en que lo hemos presentado asisten algunas personas que, aunque no son especialistas, conocen bien el tema. Este año en particular, vino un hombre a quien llamaré Ralph, que había estado sufriendo por décadas de un grave trastorno de estrés postraumático (TEPT).

Ralph tenía curiosidad acerca de lo que íbamos a decir y también la esperanza de que uno de nosotros demostrara en él las técnicas que tratábamos, algo que tal vez le ayudaría con su trastorno de estrés postraumático. Nada de lo que había intentado, desde la psicoterapia a los medicamentos y la biorretroalimentación, había ayudado a Ralph. Varias veces al día a lo largo de los últimos treinta años experimentaba ataques de pánico de manera espontánea y sin control, acompañados de estallidos de llanto. Los síntomas fueron tan severos que le obligaron a abandonar su trabajo. Estaba angustiado por su incapacidad para ganarse la vida y su necesidad de sobrevivir con los subsidios del Seguro Social por estar discapacitado.

Después de decirnos todo eso, Ralph añadió que tenía un trauma del pasado que le perturbaba y que le gustaría resolver. Dijo, además, que era algo sobre lo que no podía hablar sin perder la compostura, por lo que estaba muy interesado en probar algo que no implicara hablar del suceso.

Le expliqué que yo estaba inscrito como psicoterapeuta en Vermont, pero no en Nueva York, así que cualquier cosa que hiciera no sería un intento de terapia, sino una exposición didáctica con el propósito de mostrar el método de la terapia del movimiento ocular a él y a los otros presentes en el salón. Ralph vino al frente de la sala y se sentó en la silla que Stephen había ocupado junto a mí.

Le dije a Ralph que, la forma en que esta técnica funcionaba, el terapeuta le preguntaba primero al cliente dónde tenía ubicada la imagen de su trauma. Ralph dijo que su imagen estaba justo frente de él, a menos de un metro de distancia, en un área cuadrada que más o menos le rodeaba el pecho. Empezó a temblar y le corrían las lágrimas mientras señalaba el lugar. Le dije a Ralph y al grupo que, según mi experiencia, la mayoría de las personas con trastorno de estrés postraumático mantenían sus recuerdos traumáticos aproximadamente en el mismo lugar que Ralph, y que cuando los recuerdos se ubicaban en otros lugares, no eran por lo general la causa de verdaderos síntomas de TEPT. Entonces le dije a Ralph que con la terapia de movimiento ocular un terapeuta *no* haría que el cliente mirara en la dirección de la imagen traumática, sino que le indicaría que mirara a otro lugar. Cuando Ralph apartó la mirada de ese punto, recuperó la compostura.

Ralph se sentó directamente frente a mí, con nuestras rodillas a unos quince centímetros de separación. Sostuve un marcador a la altura de los ojos y le dije que, con la terapia del movimiento ocular (TMO), el terapeuta pide al cliente que mantenga la cabeza firme y sólo siga la punta de la pluma con los ojos. Sugerí a Ralph que considerara la intensidad de la emoción que estaba experimentando en ese momento como el 100 en una escala de 0 a 100, y que volveríamos a ese punto más adelante.

Entonces empecé a girar la pluma en movimientos regulares, rítmicos, de un lado a otro y en la parte superior del campo visual de Ralph, llegando sólo hasta los bordes de este, como si estuviera borrando una pizarra a esa altura. Seguí haciendo eso durante unos dos minutos y luego me detuve.

"¿Cuál es la intensidad de la emoción ahora?", pregunté.

Ralph miró y dijo: "Alrededor del ochenta por ciento".

"Bien", dije, y repetí el proceso, esta vez haciendo el movimiento en el centro de su campo visual y por encima de él, pero siempre teniendo cuidado de no mover la pluma en la zona donde indicó que se encontraba el cuadro doloroso. Después de tenerlo dos o tres minutos siguiendo la pluma de lado a lado, me detuve y le pregunté cómo estaba.

"Bajó a cerca de un sesenta por ciento", dijo.

Repetimos el proceso, y esta vez dijo que alcanzamos un cuarenta por ciento.

Una clave en la terapia de movimiento ocular (TMO) para evitar abreacciones es no entrar en el cuadro hasta que la intensidad es inferior al 50 por ciento. Cuando Ralph informó que la intensidad emocional estaba en un 40 por ciento, moví de nuevo la pluma de lado a lado, pero esta vez lo hice a través de todo su campo visual, de arriba a abajo y de abajo hacia arriba, como si estuviera limpiando a fondo una pizarra. Cada vez que notaba que sus ojos se agarrotaban por un momento e interrumpían el seguimiento fluido de la pluma, volvía a esa zona un par de veces hasta que sus movimientos oculares eran estables.

Después de aproximadamente dos minutos haciendo esto, Ralph respiró profundamente mientras sus ojos seguían la pluma. Luego soltó un respiro, comenzó a sonreír ampliamente y se rió por lo bajo.

Dejé la pluma y le pregunté: "¿Qué pasa?"

Me miró con una expresión divertida mezclada con asombro. "No puedo creer lo tonto que he sido todos estos años", dijo.

"¿Qué quieres decir?"

"Debería haberme olvidado de todo esto y proseguido con mi vida. En vez de eso, he perdido más de treinta años".

"¿Estamos hablando sobre el suceso que te hizo llorar hace quince minutos?", pregunté.

"Seguro", respondió. "Estaba con una unidad de evacuación médica en Vietnam, y después de un tiroteo muy desagradable pedí dos helicópteros para transportar a los heridos. Estaba bastante seguro de que todos los enemigos estaban muertos, así que después de que los helicópteros estaban listos, les di luz verde para despegar. Alcanzaron unos doscientos pies en el aire cuando dos cohetes salieron de la selva y explotaron los dos helicópteros, haciendo que llovieran pedazos de cuerpos sobre los que estábamos en tierra". Sacudió la cabeza con una expresión de pesar, aunque su tono era directo. "Me culpé por la muerte de esos soldados. Todos los días, desde ese día en 1970, he visto esos helicópteros explotar y he oído gritar a esos hombres mientras caían del cielo".

"¿Y ahora?"

Alzó los hombros y los dejó caer. "Todavía lo recuerdo. Pero mientras usted estaba haciendo el último pase con la pluma, de repente las imágenes parecían aplanadas y adoptaron la calidad de un viejo noticiero, y en mi cabeza oí mi propia voz decir: "Hiciste lo que pensabas que era correcto en ese momento. Fue un error, pero lo hiciste con buenas intenciones. Querías que esos hombres recibieran atención médica y salvaste muchas otras vidas mientras estabas en esa guerra. Ahora todo eso es agua pasada. No hay nada que puedas hacer al respecto, y es hora de que te perdones y sigas adelante con su vida. Al menos, eso es lo que los chicos que murieron quieren que hagas, porque es lo que hubieses querido que ellos hicieran si la situación hubiese sido al revés".

"Y ¿cuál es la intensidad de la emoción en este momento?", pregunté.

Se encogió de hombros otra vez. "Cercana a cero. Es decir, maldición, han pasado treinta años. Se acabó".

Varios años han transcurrido desde que Ralph participó en aquella demostración didáctica y Stephen me cuenta que le va bien en la vida, tiene un trabajo y ya su pasado no lo acosa.

Los traumas en el campo de batalla pueden ser sucesos dramáticos que alteran la vida de una persona hasta el punto de que esta no puede recuperarse. Mientras que la terapia de movimiento ocular y sus variantes —DRMO, terapia de campo de pensamiento (TCP), entre otras—no siempre funcionan en los casos de graves traumas, como los que han sufrido muchos veteranos de guerra, los éxitos frecuentes de la terapia de movimiento ocular y sus técnicas asociadas demuestran lo poderoso que puede ser el ejercicio bilateral para resolver penas del pasado.

CINCO

Cómo desarrollar la técnica "Caminar aleja la tristeza"

El propósito de caminar es relajar la mente. No deberías por
tanto permitirte siquiera pensar mientras caminas,
sino entretenerte con los objetos que te rodean.
Caminar es el mejor de los ejercicios.
Acostúmbrate a caminar bien lejos.

THOMAS JEFFERSON

Al ver las correlaciones entre las terapias bilaterales desde los tiempos de Mesmer hasta hoy, y sabiendo que el movimiento ocular bilateral durante el sueño MOR se asocia con traumas en proceso de curación, empecé a preguntarme: ¿Cómo se curaría una persona de un trauma si no tuviese a mano un "mesmerista" o un terapeuta de energía y el trauma fuera demasiado intenso para ser procesado durante el sueño MOR? ¿Cómo la humanidad procesó los traumas cuando no había psicoterapeutas, hipnotizadores o los profesionales de DRMO?

Me estaba haciendo esas preguntas una tarde soleada en Vermont a finales de la primavera de 2001, cuando desde la ventana de mi oficina pude ver algunas calles de Montpellier y a la gente caminando por ellas. Me di cuenta de que la mayoría de ellos caminaba de la manera que en Gimnasio Mental se conoce como el "paso cruzado": el brazo derecho se balancea al frente mientras la pierna izquierda se mueve hacia adelante, a continuación, el brazo izquierdo se balancea hacia adelante al mismo tiempo que la pierna derecha. Al frente y atrás, una vez y otra, brazo derecho y pierna izquierda, brazo izquierdo y pierna derecha.

¡Me di cuenta sorprendido de que se trataba de movimiento rítmico bilateral! Cuando las personas caminan, activan alternativamente los hemisferios izquierdo y derecho del cerebro, las mismas partes del cerebro que se activan con el movimiento ocular alternativo, la estimulación alternativa sonora en el oído y las terapias de golpeteo laterales. *¿Sería posible?* Me preguntaba. ¿Es posible que la forma en que nuestros antepasados cazadores/ recolectores aliviaban la carga de un trauma psicológico era *caminando de vuelta al pueblo después de cazar*, y que el caminar en sí estimulaba en todo el cerebro el proceso de curación psicológica?

Recordé que Francine Shapiro dijo que descubrió por primera vez la DRMO al lograr resolver un recuerdo difícil mientras caminaba, así que decidí intentar lo mismo, pero sin mover los ojos de un lado a otro.[1] Quería averiguar si caminar, una simple actividad bilateral rítmica, es era suficiente para estimular en el cerebro la curación psicológica.

A la mañana siguiente salí a dar un paseo desde mi casa hasta el centro de Montpellier, pasando por algunos de los barrios de la ciudad, un recorrido de poco más de un kilómetro y medio que me tomó cerca de media hora. Mientras andaba rítmicamente, usando el paso cruzado de un caminante normal, traje el recuerdo de un trauma reciente de menor cuantía, un embarazoso incidente que ocurrió en una farmacia local. Cuando di mi nombre al farmacéutico, la mujer que estaba a mi lado aparentemente me reconoció y dijo: "¡Hola!". No estaba seguro de si estaba hablando conmigo o con alguien detrás de mí, así que me quedé congelado temporalmente en una de esas situaciones públicas en las que no estamos seguros qué hacer. Conozco a muchas personas, pero rara vez me acuerdo de sus nombres tras el primer encuentro. Hacía poco había dado varias charlas en iglesias locales y había autografiado algunos libros. Había estado en la televisión local, y mi programa de radio se transmitía en una estación de la zona, así que era posible que nunca nos hubiésemos conocido personalmente.

El farmacéutico me dio la receta y me fui sin responderle a la mujer. Mientras salía, sin embargo, vi que miraba al suelo, como si estuviera avergonzada. Pensé que tenía que haberse dirigido a mí y que mi timidez fue la causa de su bochorno. Probablemente estaba pensando que yo era un snob insufrible y arrogante, cuando en realidad sólo estaba atrapado en uno de esos momentos incómodos que todos deseamos haber dejado atrás en la escuela secundaria.

Durante varios días traté de averiguar quién era la mujer para disculparme, aunque mi esposa me dijo que no era gran cosa y que debería olvidarme de ella. Pero para mí *era* algo importante y todos los días pensaba en el asunto. Cada vez revivía el sentimiento de angustia social por no haber sido capaz de reconocerla, y la vergüenza se agravaba al imaginar que había una persona en la ciudad a la que había tratado groseramente.

Ahora, mientras caminaba, mantuve mentalmente frente a mí el recuerdo de ese momento, como si llevara una pelota de baloncesto frente al pecho. Caminé normalmente por la ciudad, manteniendo el ritmo de mi andar, pero sin esforzarme por mover los ojos de un lado a otro.

Después de andar tres cuadras, me di cuenta de que los colores de la imagen sobre el suceso empezaban a difuminarse y desaparecer. No importaba cuánto intentaba mantenerla frente a mi pecho, el recuerdo seguía alejándose varios metros de mí, hacia mi izquierda.

Cuando iba por la cuarta cuadra de repente escuché mi propia voz decirme sigilosamente, "Oye, todo el mundo es un poco tímido en el fondo, y la mayoría de la gente se hubiera dado cuenta de que no eres un snob, sino que no sabías cómo reaccionar. Y en lugar de pensar mal de ti, esa mujer probablemente anda por ahí pensando que se comportó como un idiota porque te habló y no obtuvo una respuesta. Sería bueno si pudieras aclarar eso con ella y así ambos se sentirán mejor, pero no tienes ni idea de quién es. Por eso es mejor que te olvides de todo y si algo similar vuelve a ocurrir lo resuelves respondiéndole a la persona, incluso si te sientes ridículo".

En la medida que mi mente me decía eso, la imagen de recuerdo se aplanaba y perdía casi todo su color. De repente pude verme en la imagen en lugar de observar el incidente desde el exterior. Una sensación de alivio se apoderó de mí, seguida de una sensación de paz. ¡Había llegado a un acuerdo con lo ocurrido y conmigo mismo!

No se trataba de una forma de autoterapia en la que usé mi

conocimiento o empleé conocidas técnicas de sicoterapia. No me había dispuesto a contarme una historia complaciente sobre lo ocurrido, o a alterar mi forma de pensar al respecto. Sólo la llevaba conmigo mientras caminaba, esperando a ver si cambiaría o cómo lo haría. ¡Y cambió!

Esa misma semana estaba hablando con un cliente que es un psicólogo. Se sentía "atrapado" en una relación personal muy dolorosa. Me contó todo sobre las heridas que sufrió en esa relación y de lo difícil que le resultaba separarse de la otra persona, a pesar de que sabía que tenía que hacerlo.

Comprendía desde un punto de vista intelectual lo tóxica que era su relación, pero no había sido capaz de llegar a una resolución emocional. Todos los días pasaba horas pensando de manera obsesiva en esa relación que se desintegraba, hasta el punto que eso interfería con prácticamente todos los demás aspectos de su vida.

Conversé con el cliente sobre mi descubrimiento de este sencillo sistema de "Caminar aleja la tristeza" y le sugerí que lo probara. Le pedí que me informara cuántos minutos o kilómetros necesitaba para resolver las cosas, si eso llegara a ocurrir. Dos días después me llamó para decirme que le había llevado exactamente diecisiete minutos de marcha constante, y que ahora podía declararse "curado".

Alentado por ese éxito, empecé a recomendar este sistema a todos mis clientes en la consulta. Debido a que mi práctica se basa casi por completo en consultas telefónicas breves, sobre todo enseñando técnicas de programación neurolingüística a psiquiatras, psicólogos, psicoterapeutas, asesores, maestros y entrenadores, tenía un grupo de personas que por suerte podían entender fácilmente el concepto de lo que yo estaba sugiriendo.

Y aunque mi consultorio es un centro de enseñanza y solución de problemas, al menos la mitad de los profesionales que me consultan están buscando técnicas e ideas para resolver problemas y situaciones en sus vidas tanto como lo hacen con sus clientes.

Cada persona con la que he compartido esta técnica y que la aplicó correctamente (en contraposición a quienes escuchan música mientras caminan o se detienen a ver las vitrinas de las tiendas, que en ambos casos interrumpen el proceso), logró solucionar su problema en menos de media hora. Unos pocos tuvieron que repetir el proceso durante varios días seguidos para borrar los últimos rastros de la carga emocional en torno a un incidente. El método no ha fallado hasta ahora.

Una profesional de salud mental que asistió a una clase que impartí sobre esta técnica unos seis meses después de los ataques del 11 de septiembre de 2001 me escribió acerca del uso personal que obtuvo de la misma. Su marido viaja frecuentemente por negocios y ella quedó tan traumatizada al ver el video de los aviones estrellándose contra los edificios del World Trade Center que empezó a tener pesadillas y ataques de pánico diarios cada vez que su marido viajaba en avión.

"Hice la caminata que usted sugirió", me dijo en un correo electrónico. "El paseo *produjo* el esperado 'aplanamiento' del trauma del 9/11 y el terror que me causó. El tiempo total fue de unos 20 minutos. Caminé con comodidad y observé la naturaleza a mi alrededor, y me llené de alegría con los lugares y sonidos que encontré: una ardilla que me miraba asombrada, el increíble chillido de un águila (¡incluso la vi!), el suave ‹muuu› de las vacas por donde pasé".

Añadió que todavía sufría "punzadas" de ansiedad cuando a veces funcionarios de la administración Bush aparecían en televisión para hablar sobre el "peligro" en que estábamos todos. Pero ella había asociado la experiencia "curativa" de la caminata con la música que escuchaba en sus auriculares cuando hizo la primera caminata para enfrentar sus diarios ataques de ansiedad. Informó que como resultado "han ocurrido pequeños incidentes de recurrencia del miedo. Cuando aparecen, tarareo la música y el miedo se va. Creo que las reincidencias tienen más que ver con el hecho de que mi marido está viajando de nuevo que con el trauma original, por lo que ambos estamos desarrollando estrategias para hacerle frente [a la ansiedad de separación] ".

Al preguntarle más, supe que el miedo que esta mujer estaba describiendo sobre los viajes de su marido ahora tenían más que ver con la preocupación normal y generalizada con un ser querido que está lejos y los sentimientos normales de extrañar a un amante y amigo. Ya no estaban arraigados en la ansiedad del 9/11 en absoluto. La experiencia de caminar había "curado" la ansiedad del 9/11.

Y añadió: "¡Muchas gracias por infundirme este [conocimiento]! ¡Ahora también lo estoy usando en otras situaciones! ".

Otro profesional en el campo de la salud mental para quien había hecho trabajos de consultoría me envió una nota indicando que planeaba usar la técnica de "Caminar aleja la tristeza" tras haber leído un primer borrador del libro.

"Como sabes", escribió Bob, "tengo un gran problema de trastorno de estrés postraumático por el trato que recibí de mi tío después de la muerte de mi padre, y su engaño y el robo de más de un millón de dólares de la hacienda, lo que me dejó en una situación precaria".

Mencionó que él había hecho DRMO cuando murió su padre, y le ayudó enormemente con el proceso del duelo, "¡pero el verdadero trauma llegó cuando yo no podía parar, sólo demorar, que mi tío me estafara!". Su tío no sólo no le informó a Bob de la inminente muerte de su padre, sino que también había estado apropiándose de cientos de miles de dólares de la empresa familiar.

"Eso me ha robado la vida y la energía", escribió Bob. "Aunque las diatribas de ira caminando por la casa y gran parte de las pesadillas han disminuido de varias veces a la semana a muy raras ocasiones, todavía puedo alterarme en unos pocos segundos si pienso en ello.

"Simplemente no tengo la energía o espíritu para continuar [viviendo con] con este nivel de trastorno de estrés postraumático. Estoy literalmente agotado con la preocupación y el pesar que esto me ha causado. Espero que este proceso de las caminatas me ayude a dejar atrás los sentimientos que me absorben la vida y la energía y permitan que avance sin drenarme mi energía y motivación".

Una semana después, Bob me escribió de nuevo, después de haber probado la técnica.

"Me di cuenta de que era capaz de mantener el tema en mi cabeza a diferentes niveles, entre 10 y 12 minutos durante toda la caminata ", escribió. "Entonces 'lo sentía' menos mientras miraba las casas nuevas con carteles de "se vende" en los jardines o la gente en los patios por la noche. . . . En comparación con lo ocurrido mientras enfrentaba este problema la primera vez que lo identifiqué con DRMO en 1993, se nota una gran diferencia.

"El tiempo es un elemento en esta curación, y el asunto ya no es actual y en curso, como lo fue al principio. Pero cuando pensé en él varias horas después de la caminata, definitivamente noté una cierta distancia. No quería pensar más en ello, y no me parecía importante. Pensé que tendría que volver a retomarlo el sábado, pero no lo hice. . . . Realmente se redujo la energía en torno a este tema. Ahora parece más un recuerdo del pasado distante que algo que late a flor de piel.

"La 'energía' de la molestia con este asunto se ha ido. Por primera vez me siento esperanzado de que por fin puedo dejarlo atrás y no permitirle que influya en mi presente. Me va a liberar para seguir adelante sin tener que cargar el peso del pasado. Así me siento ahora".

Con la observación de que la técnica de caminar le había funcionado muy bien, unas semanas más tarde Bob escribió que ahora esperaba compartirla con sus clientes.

"Siento que ahora tengo una herramienta que puedo usar conmigo y con mis clientes", escribió, "que se puede utilizar cada vez que comienza ese zumbido en la cabeza sobre algún daño que me han hecho a mí (o a ellos). He logrado un gran alivio siguiendo las instrucciones lo mejor que he podido.

"Gracias por compartir esa información conmigo. Me encantan las técnicas que he aprendido de ti y que siempre parecen más fáciles y directas, y evitan la formalidad de las sesiones de terapia. Son el "té de hierbas" de la terapia: de fácil administración y de inmenso valor. Escogería este método por encima de la terapia tradicional en un segundo".

—∞—

SEIS

Cómo hacer una sesión de "Caminar aleja la tristeza"

*Todos los pensamientos realmente importantes
se conciben al caminar.*

FRIEDRICH NIETZSCHE

Hay cinco pasos para realizar correctamente una sesión de "Caminar aleja la tristeza". Ellos son:

► Defina el problema.
► Rememore el incidente.
► Camine con el problema.
► Note cómo cambia el problema.
► Fije el nuevo estado.

Le voy a explicar en detalle cada uno de los pasos.

DEFINA EL PROBLEMA

Antes de salir a caminar, tenga en cuenta las cuestiones que todavía están afectando su vida y que usted considera que aún no han sido resueltas. Eso puede abarcar desde traumas del pasado, heridas, furias o situaciones embarazosas hasta problemas en las relaciones con personas que ya no se relacionan con usted (incluidas las que han muerto).

No se preocupe si un problema es demasiado complejo u ocurrió hace mucho tiempo. Muchos problemas son multidimensionales. Lo que pasa es que cuando se resuelve el problema central, rápidamente comienza el proceso de "limpieza" de los asuntos periféricos asociados con el problema.

Del mismo modo, si usted escoge un tema que considera que es parte de algo más grande, notará después de haber trabajado con él que el problema más amplio también comenzará a resolverse.

No hay temas correctos o incorrectos. Si usted puede pensar en el problema, visualizarlo y recibir un sentimiento de él, entonces puede caminar y trabajar en él.

REMEMORE EL INCIDENTE

Preste atención a su historia sobre el tema. *Historia* en este contexto se refiere a patrones de pensamiento como "Ella era cruel conmigo" y "Él no tenía derecho a lastimarme así" o "¿Por qué tuvo que morir?" y "Me gustaría conseguir este trabajo, pero no sé qué hacer para lograrlo". Siempre hay una historia interna, con un centro en el que se ubican usted y el objeto de la historia, por lo que es importante sacar esa historia para que usted la pueda contar y escuchar de forma explícita. ¿Cómo usted se contaría la historia —solo a usted, en el lugar más privado y seguro— si tuviera que reducirla a unas pocas palabras o una frase o dos? Con eso tendrá una de las dos herramientas que podrá usar para determinar cuándo el proceso ha terminado.

Otra herramienta importante es darse cuenta de la fuerza de la carga emocional asociada con ese evento. Utilizando una escala de 0 (no me importa realmente) a 100 (la más intensa que haya sentido), busque un número para clasificar la carga emocional relacionada con este evento.

No solo ese número será de utilidad durante el proceso; sino también una excelente herramienta para alcanzar una perspectiva histórica, porque después de que un recuerdo se ha resuelto a menudo es imposible retomar la carga emocional original (porque se ha resuelto). Podemos olvidar muy rápidamente cuán importante parecía ser un evento pasado.

CAMINE CON EL PROBLEMA

Caminar es bastante simple, pero siempre hay algunas reglas que no debemos olvidar. Lleve ropa y calzado cómodos. No traiga otra cosa que no sea su identificación y así no se distraerá con un bolso o un libro: usted quiere caminar con facilidad y mover los brazos cómodamente.

Elija una ruta que sea de al menos un kilómetro y medio de largo, preferentemente de tres. A una velocidad promedio a pie de 4.8 kilómetros/hora, un kilómetro equivale a un paseo de unos 15 minutos. Para aquellos que caminan rápido, un kilómetro tarda aproximadamente doce minutos.

Asegúrese de que la ruta se adapte a su estado de salud: no incluya colinas o montañas si usted tiene algún problema del corazón y su médico le ha aconsejado no hacer esfuerzo excesivo.

Por otro lado, no hay necesidad de excluir las pendientes que pudieran sofocarle si se encuentra en buen estado de salud y desea que su caminata sea también un ejercicio aeróbico.

No es necesario elegir una ruta rural, suburbana o urbana. Por dondequiera que vaya habrá cosas que le distraerán, desde ardillas hasta las vitrinas de Saks Fifth Avenue. La clave no está en la búsqueda de un área para una caminata sin distracciones, eso es prácticamente imposible. Más bien, la clave es continuar recordando a sí mismo que debe mantener su imagen y/o sensación frente a usted mientras camina.

Por supuesto, nadie tiene la concentración perfecta. Lo cierto es que la mayoría de nosotros somos bastante distraídos: después de veinte o treinta segundos caminando nos desconcentramos. No se preocupe: sólo siga recordando que debe devolver su atención al problema o meta, y recuerde de nuevo la imagen. La mente tiene una tremenda habilidad para retomar las cosas donde las dejó y continúa procesándolas.

En realidad, la cantidad total de "tiempo de concentración" que su movimiento bilateral necesita para resolver un problema o meta es sólo cuestión de unos pocos minutos —entre cinco y diez— de acuerdo con mi experiencia. Sin embargo, para alcanzar esos escasos minutos, la mayoría de las personas tienen que caminar de forma continua durante casi media hora, recordando a sí mismos que deben tener presente la imagen y la sensación hasta que todo el tiempo de "recordar para lograrlo" llegue a esos cinco a diez minutos totales.

Una de las claves importantes para este proceso es relajarse. Pudiera tener que hacer un par de paseos para acostumbrarse a esta forma de caminar y no pensar, lo mismo que cuando le tomó varios intentos aprender a montar bicicleta. Para motivarse, sin embargo, piense en la solución positiva que usted está tratando de lograr en vez de seguir con un diálogo interno que lo castiga por acciones pasadas.

Todos estamos programados para aprender por la vía de la experimentación. Aprender de forma rápida y fácil cómo hacer una sesión de "Caminar aleja la tristeza" toma varios intentos.

Recuerde: No existe el fracaso, sólo la retroalimentación. Aprenda de la retroalimentación y siga adelante.

NOTE CÓMO CAMBIA EL PROBLEMA

Las submodalidades —características principalmente visuales y auditivas de la imagen de un recuerdo, tales como su luminosidad, dónde se encuentra, cuán clara parece, si tiene colores o es en blanco y negro, si tiene sonido, si se ve como una película o una imagen fija, si nos vemos en la imagen o la vemos como si estuviéramos en el exterior— son los rótulos que usa el cerebro cuando archiva emociones. A medida que cambia el valor emocional o la emoción unida a una imagen/recuerdo, las submodalidades cambiarán. Cuando las personas caminan con un recuerdo desagradable, no es infrecuente que digan que ven cómo empieza a desintegrarse, o se hace más tenue, o pierde su color, o se mueve más lejos (o incluso se ubica detrás de ellos). La atenuación de la imagen por lo general comienza en una esquina o en una parte de esta. Como una vieja fotografía que se quema cuando se le coloca una cerilla encendida por debajo, parte de la imagen comienza a distorsionarse y oscurecerse; entonces el cambio se propaga a través de toda la imagen, por lo general con bastante rapidez.

Una vez que el cambio ha ocurrido, las personas notan que la emoción que sienten sobre la imagen ahora es diferente. Todavía es posible recordar el evento, pero cambia el sentimiento sobre el evento. A menudo, la historia de "me hicieron daño y todavía siento el dolor", por ejemplo, cambia a algo como "he aprendido una buena lección de todo esto, incluso si fue desagradable". El dolor en tiempo presente pasa a ser una experiencia del pasado.

Cuando note un cambio en la imagen (o del sentimiento, si es todo lo que pudo lograr), deje que el proceso continúe hasta que advierta un cambio perceptible en el sentimiento y note que ya no ocurren otros cambios. Luego pregúntese: "¿Cuál es mi historia sobre este recuerdo ahora?". Si el proceso se ha completado, descubrirá que la historia que ahora está contando será considerablemente más sana, más resistente y más útil que la anterior. Cuando la historia cambia a una con un marco positivo, lo más probable es que usted le haya dicho adiós para siempre a ese recuerdo.

FIJE EL NUEVO ESTADO

Cuando la imagen está bien formada y usted note que ha cambiado su historia sobre el evento, fije esa nueva realidad revisándola cuidadosamente: observe la forma en que la imagen ha cambiado, escúchese a sí mismo repitiendo la nueva historia interna y note los sentimientos asociados con el nuevo estado. Observe todas las formas en que ha cambiado. Piense en otras maneras en que ahora puede serle útil, incluso provechosa, y mientras camina de regreso a casa o al punto de partida, piense cómo la narraría si tuviera que elegir a alguien para contársela. (No es necesario contársela absolutamente a nadie, pero enmarcándola de esta manera le ayudará a clarificar la nueva historia).

Cuando llegue a casa, considere escribir algo acerca de su nueva experiencia, su nueva visión, su nueva historia, una historia narrativa autobiográfica, como la de un diario, o algo abstracto, como un poema. Si es tan personal y privada que no quiere escribirla, simplemente siéntese en un lugar tranquilo y seguro y converse con usted mismo en voz alta. Estos pasos le ayudan a anclar el cambio, fijándolo en un nuevo lugar en su mente y su corazón, de forma que estén disponibles en el futuro más como un recurso que como un problema.

SIETE

La amnesia de la curación

He aprendido que la gente olvidará lo que dijiste, olvidará lo que hiciste, pero jamás olvidarán cómo los hiciste sentir.

MAYA ANGELOU

Uno de los aspectos más fascinantes de la verdadera curación psicológica es cómo las personas que han pasado por una experiencia de sanación desmiembran, reagrupan y vuelven a recordar su pasado. La curación psicológica y emocional requiere que las viejas historias de lo que nos pasó, y que supuran por dentro, sean examinadas, desmontadas y vueltas a armar en un nuevo formato compasivo y saludable.

Debido a que esta es la verdadera curación, el resultado es una especie de amnesia en torno al dolor original, no muy diferente al trabajo que nos cuesta recordar cuánto nos dolió una herida física que nos hicimos en el pasado.

De hecho, una de las maneras de saber si se ha alcanzado la curación es preguntar a una persona si puede recordar claramente cuánto le afectaba un trauma. Pudiera decir que sí puede recordarlo, pero ya no le hace llorar, ya no afecta su visión del mundo, ya no le fastidia a diario. La amnesia no se trata de detalles o hechos; esos permanecen intactos. Más bien, es la amnesia de la *emoción*. Una persona curada se deshace del viejo dolor y deja que este quede atrás en su pasado, donde es difícil de alcanzarlo, incluso si deseara alcanzarlo.

Irónicamente, esto significa que las personas, cuando se curan, muchas veces no se dan cuenta de la magnitud de la transformación que ellos mismos han experimentado. Debido a que en la actualidad ya no pueden volver a experimentar el dolor del pasado, no tienen ninguna base clara para comparar cómo se sienten ahora y cómo se sintieron entonces. El resultado es que a menudo responderán a las preguntas sobre la curación, particularmente a pocas semanas o meses después del cambio, con un encogimiento de hombros, como diciendo, "Bueno, sí, me siento bien ahora, pero antes no estaba tan mal, ¿cierto?".

Por supuesto, sus amigos y familiares recuerdan muy bien lo mal que estaba esa persona. Sin embargo, como parte del proceso de curación, el individuo se ha desconectado tanto del dolor que ya no le es posible recordarlo.

Este no es un fenómeno infrecuente: se da en muchas otras dimensiones de la vida emocional. Pida a una persona que le hable de alguien con quien tuvo una relación en algún momento de su vida, pero con la que ya ha terminado y, por tanto, esa relación quedó en el pasado. Probablemente al sujeto le va a ser muy difícil recordar lo que le atrajo de la otra persona y los mantuvo unidos.

Pudieran recordar fácilmente lo que hicieron juntos, pero los sentimientos ya no son accesibles.

Esto sólo tiene sentido desde el punto de vista psicológico. Las viejas emociones nos acosarán constantemente si no nos las sacudimos en la medida en que avanzamos por la vida. Mientras que los estados de alegría que se derivan de experiencias específicas son potentes herramientas que portamos a lo largo de nuestras vidas para ayudarnos a enfrentar los dramas y traumas diarios, los estados emocionalmente negativos que nos siguen visitando deben liberarse para que podamos vivir en el momento actual. En esa "liberación" también hay un "olvido". Como ya no existe la situación dolorosa, las personas tienden a olvidar casi al instante cuánto dolor sufrían. Después de todo, ya no experimentan el dolor. Se liberaron de él.

Eso pudiera ser una noticia desalentadora para los terapeutas que emplean sistemas bilaterales como la terapia de "Caminar aleja la tristeza" para lograr una curación duradera. ¡Sus clientes y amigos no recuerdan cuán incapacitados estaban, por lo que no están tan sorprendidos como usted con los cambios que han logrado!

La buena noticia, sin embargo, es que cuando las personas han desarrollado este tipo de amnesia emocional con un doloroso pasado, es que realmente están curadas. Véalo como un punto de referencia.

El otro hito importante que le permite saber que se ha logrado una curación —que usted verá el mismo día, en el mismo momento en que ocurre el gran cambio de la curación— es cuando cambia la historia que la persona relata sobre los sucesos. Por lo general, se traslada de "fui una víctima de aquello", o "aquello realmente me hizo daño" a algo como "realmente aprendí de eso" o "no fue para tanto, y ya se acabó."

EXPERIMENTAR EL CAMBIO EN PERSONA

Cuando usted mismo ha pasado por este proceso, se dará cuenta del cambio, aunque será un conocimiento más intelectual que emocional.

A todo el mundo, por ejemplo, se le ha roto el corazón en un momento u otro de su vida. Es parte del proceso de maduración, de los años de la adultez y del envejecimiento: ocurre en todas las etapas de la vida. Ya se trate de un amor que no funcionó cuando éramos adolescentes o la pérdida de un amigo o familiar por una enfermedad o un accidente, todos sufrimos. En última instancia, como Jim Morrison señaló, "Nadie sale vivo de aquí". Del mismo modo, nadie pasa por la vida sin sufrir emocionalmente.

Sin embargo, cuando usted recuerda algunas de las heridas que ha experimentado, es muy probable que la mayor parte de ellas sean ahora reminiscencias más intelectuales que emocionales. Todavía recuerdo la muerte de mi querida abuela materna cuando yo era un niño. Estaba inconsolable. Recuerdo como lloraba, pero es una imagen desconectada, en tonos blancos y negros, de un pasado lejano. Aunque aún la extraño (y a mis abuelos paternos también) la herida ya no me desgarra.

Todavía recuerdo el primer gran amor de mi adolescencia, y cómo ella me dejó por uno del equipo de fútbol. Recuerdo lo que dije e hice, pero no tengo una idea completa sobre el dolor frenético que experimenté.

También recuerdo cuando mi mejor amigo de la secundaria se suicidó. Habíamos pasado el verano viviendo en tipis en los bosques del norte de Michigan en una búsqueda espiritual cuando sólo teníamos diecisiete años. Después de la secundaria a él lo reclutaron para la guerra de Vietnam. Mi amigo vino a casa por

Navidad tras pasar su entrenamiento básico, se puso su revólver en la boca y apretó el gatillo. Recuerdo ese suceso en mi vida, pero no me acuerdo demasiado. El dolor insoportable se fue, más de treinta años después. Lo que queda es un recuerdo melancólico y triste, pero no es atormentador.

Ninguna de esas experiencias se procesó utilizando técnicas o terapias específicas; todas ellas se solucionaron por sí mismas, como la piel se cura con una costra. Sin dudas pasé por diferentes procesos en el camino hacia la curación de estas heridas —cambiando las historias que me dije a mí mismo, caminando, hablando de los eventos con los demás, etc.— pero ninguno era un recurso "intencional" de resolver el trauma. Simplemente sané, como todos lo hacemos de la mayoría de los caprichos y las vicisitudes de la vida.

Es cuando nos quedamos atascados, sin poder superar o sortear la "sensación actual" de un recuerdo, que necesitamos una técnica tal como "Caminar aleja la tristeza", o Terapia del Campo del Pensamiento (en inglés TFT, Thought Field Therapy), o Programación Neurolingüística para procesar, romper o salir de traumas pasados, o cuando simplemente queremos acelerar los procesos de curación y aflicción normales que experimentamos en la vida como resultado de la pérdida, la decepción, el dolor o el miedo. Sabemos que hemos tenido éxito cuando el dolor y el trauma son sólo recuerdos intelectuales que pueden ser manejados una vez más sin que nos quemen la piel o nos hagan perder la visión.

———— ∞ ————

OCHO

"Caminar aleja la tristeza" con un entrenador o terapeuta

Si te trato según lo que pienso que eres capaz de ser,
te ayudo a lograrlo.

JOHANN WOLFGANG VON GOETHE

Algunas personas se distraen fácilmente cuando caminan y les resulta difícil, por lo menos al principio, llevar a cabo ellos mismos la terapia de "Caminar aleja la tristeza". Al colaborar con algunos de los entrenadores y terapeutas que he formado a lo largo de los años, he desarrollado un protocolo muy simple para ese trabajo. Los terapeutas pueden tomar esto como un esquema. Lo presento de manera tal que incluso los que no son profesionales pueden hacerlo entre ellos.

PASO 1: DEFINA EL PROBLEMA

El primer paso es definir dónde la persona se ha quedado atascada. ¿Cuál es el hecho, el acontecimiento, el problema o la emoción que está ahogando a esa persona?

Curiosamente, *no* es necesario que el terapeuta conozca todos los detalles sobre el suceso o el trauma. Las personas pueden guardarse sus secretos. Este trabajo se realiza a nivel de la *estructura* de estado en que se encuentra el individuo, por lo no es necesario aferrarse al contenido del recuerdo o tema.

De hecho, a menos que esté bien entrenado en cómo evitar quedarse encerrado en el drama de otras personas, a menudo es más eficaz hacer este ejercicio sin siquiera preguntar o saber cuáles son los detalles del evento/trauma/emoción.

Trabajando con lo abstracto de esta forma se logran dos cosas: se permite a las personas mantener sus secretos y su privacidad y se evita un aumento en la intensidad de las emociones (un nuevo trauma) mediante una charla que repetidamente devuelva el tema o evento a la conciencia. (Esas son las dos formas principales en que la "terapia de conversación" a menudo hiere una y otra vez a las personas).

Es por eso que si usted no conoce los detalles del problema, es útil pedirle al caminante que le dé un nombre al tema. Puede ser cualquier cosa, desde una palabra sin sentido ("Bzzlip") hasta algo significativo para el caminante, pero abstracto ("Julia", o "ese momento").

Una vez que se define el evento/trauma/emoción, pídale al caminante que produzca una imagen del suceso en cuestión y diga dónde se ubica en su kinesfera, el espacio que rodea el cuerpo. Si se trata de un verdadero trauma, casi siempre se encuentra directamente delante del pecho. Si es algo problemático, pero no traumático, puede estar situado en otro lugar: detrás del cuerpo, a un lado, o a cierta distancia.

Pídale al caminante que apunte a la imagen. Si no la tiene directamente delante del pecho, que la mueva a esa posición por un momento. Pídale que determine, en una escala de 0 a 100, cuál era la intensidad del sentimiento antes de colocar la imagen al frente y cuál es la intensidad al ponerla frente al pecho. Tenga en cuenta el cambio en la intensidad cuando el recuerdo se coloca frente al pecho. Luego haga que la persona devuelva la memoria al lugar donde se encontraba inicialmente en la kinesfera. En raras ocasiones, cuando se mueve la imagen o sentimiento al frente de la persona se produce una reacción emocional intensa, como romper en llanto. Si ocurriese algo así, dígale que retorne rápidamente la imagen a donde estaba al principio, y transfiera el procedimiento a un profesional capacitado.

Una vez que el caminante haya identificado el problema/incidente/sensación en el que trabajarán juntos, es hora de salir a caminar.

PASO 2: SALGA A CAMINAR

Elija un lugar "seguro" para caminar, en el sentido de que no vaya a encontrarse con conocidos o inevitablemente se distraiga con personas o cosas. Eso no quiere decir que descarte caminar por las calles de una ciudad (¡incluso Nueva York!), simplemente no debiera caminar por un barrio donde es muy probable que se encuentre con personas que conoce, o a través de un área que esté asociada con el trauma de alguna forma.

Trace una ruta que le tome al menos veinte minutos y comience a caminar. Use los primeros minutos simplemente para relajarse, reconocer su entorno, para enfocar su atención y los pensamientos de su cliente en el presente. Para ello sugiero que la persona que camina con usted se dé cuenta de lo que se puede ver a su alrededor, después lo que puede escucharse y, a continuación, lo que se puede sentirse físicamente (las sensaciones físicas de caminar, la temperatura, etc.). Manténganse en el presente.

Asegúrese de que ambos caminan en la forma natural de paso cruzado, con el brazo y la pierna opuesta moviéndose adelante a cada paso, y que andan relajados, con los brazos balanceándose naturalmente, no de una manera exagerada.

PASO 3: PRESTE ATENCIÓN A LA IMAGEN Y AL MOVIMIENTO

Cuando el caminante esté listo, sugiérale que traiga la imagen o sentimiento al frente del pecho y que lo mantenga ahí mientras caminan juntos. Note cualquier cambio en la actitud, el lenguaje corporal, la expresión facial, respiración o los pasos de la persona. Si el caminante interrumpe la marcha o cambia la forma en que camina, hágale un recordatorio para que regrese a la forma normal de caminar mientras conserva la imagen de forma simultánea.

Indíquele al caminante que observe cómo el cuerpo es impulsado hacia delante primero por el pie izquierdo, luego por el pie derecho y después por el izquierdo, mientras que la imagen se mantiene frente a su cuerpo. El efecto terapéutico es mayor cuando el caminante está consciente de la imagen que mantiene frente a sí y, además, reconoce el movimiento bilateral del cuerpo y la distribución del peso y el balance de derecha a izquierda y de nuevo a la derecha.

PASO 4: HAGA SUGERENCIAS TERAPÉUTICAS

Uno de los aspectos interesantes acerca de las sugerencias que se hacen durante este tipo de actividad es la forma en que la mente inconsciente de la otra persona las procesa. En la hipnosis es casi imposible sugerir que una persona participe en una acción que viola su código básico de conducta o que no sea buena o útil para ella (o, al menos, neutral). Del mismo modo, las sugerencias que usted haga al caminante que pudieran resultar menos útiles o incluso contraproducentes, por lo general serán descartadas, mientras que las sugerencias útiles serán utilizadas y procesadas.

Por eso, mientras caminan juntos, sería bueno que de vez en cuando haga comentarios, en sus propias palabras, sobre cómo el proceso natural de los seres vivos es curarse a sí mismos, de la misma forma que cuando te raspas la rodilla y se forma una costra esta finalmente se cae, sale un nuevo tejido y la piel crece. Con el tiempo no existirá evidencia, ni siquiera la menor reminiscencia, sobre la herida.

Recuerde al caminante que mantenga la imagen frente al pecho y que, simultáneamente, sienta las sensaciones del movimiento bilateral al andar. Aliéntelo para que se dé cuenta de que hay un lado izquierdo y un lado derecho en el campo de visión, e incluso un lado izquierdo y un lado derecho en nuestra conciencia auditiva.

También recuerde al caminante que es natural que una persona cometa errores en la vida, que tenga accidentes, que provoque y sea el receptor de problemas, crisis y dolor, y que la mejor forma en que nos recuperamos de tales experiencias es cuando las reconocemos, pedimos disculpas o perdonamos, olvidamos y seguimos viviendo nuestras vidas, dejando atrás un pasado que, al cerrarlo para siempre, nunca podrá regresar para hacernos daño.

Recuérdele la frase "Nada es real hasta que la mente lo hace real". La única manera en que podemos darle sentido al mundo, las cosas que nos pasan y el flujo constante de información que nos llega a través de los sentidos es contándonos historias sobre las cosas que vemos y experimentamos. Tales historias nos ayudan a darle sentido a los acontecimientos de la vida, pero a veces esas historias son erróneas o no son útiles y necesitamos diferentes historias. ¿No resulta asombroso cómo nuestra mente inconsciente nos puede crear historias nuevas y más útiles —a menudo incluso más precisas— sobre cómo realmente son, o una vez fueron, las cosas?

Tal vez desee recordarle al caminante que es perfectamente normal —de hecho, es una buena señal— si la imagen de su evento pasado comienza a cambiar, a desvanecerse, o pasa a blanco y negro, o se rompe, o trata de colocarse detrás del cuerpo (y en el pasado). Cuando el caminante está seguro de que la imagen o la historia de ese recuerdo se procesa por completo, entonces puede dejar que esta cambie y se mueva, porque la mente inconsciente sabe cómo hacerla cambiar y moverla para lograr una curación eficaz de esa experiencia o trauma o dolor o pérdida.

Ese tipo de sugerencias, dichas más bien rítmicamente y sin pausas, tienden a ayudar con el proceso, mientras pasan inadvertidas por la mente consciente del caminante. El uso del clásico "lenguaje hipnótico" —largas exposiciones que incluyen muchas conjunciones "y" en lugar de comas o puntos finales— es una herramienta útil para ayudar a acelerar la curación. Por otro lado, si aún no ha aprendido a hablar así de forma natural, entonces exprese los conceptos en sus propias palabras.

Por supuesto que nada de esto es necesario. La terapia de "Caminar aleja la tristeza" funciona cuando la practicamos solos.

De hecho, si usted se involucra demasiado en una conversación con la otra persona, pudiera terminar distrayéndola mientras ella sostiene y procesa la imagen al caminar. Trate de lograr un equilibrio entre el comentario ocasional y un tiempo prudencial de silencio. Es suficiente estar allí dando apoyo. La razón principal para acompañar a una persona mientras ocurre ese proceso es simplemente ser un recordatorio físico y actual que ayude al sujeto a conservar la imagen frente a sí al caminar y se mantenga en el momento presente mientras ocurre el movimiento estructural del recuerdo.

————∝∝∝————

NUEVE

Caminar para incrementar la creatividad y solucionar problemas

Las piernas son las ruedas de la creatividad.

ALBERT EINSTEIN

La creatividad y la solución de problemas son procesos psicológicos similares. Ambos combinan enfoques lineales —"¿Cómo llego desde aquí hasta allí?"— con la necesidad de acceder al azar recuerdos e ideas que pueden, en un mundo lineal, parecer completamente ajenos.

Una de las características únicas de la actividad bilateral es que provee acceso a todo el cerebro, haciendo que el caminar y otras formas bilaterales de trabajo o juego sean útiles para potenciar la creatividad y la solución de problemas. Técnicas y potencialidades, aprendizajes y experiencias útiles que incluso datan de la infancia están disponibles al caminar, y pueden ser retomadas para solucionar problemas actuales o con fines creativos.

Caminar es una experiencia que nos devuelve a la realidad, un contacto paso a paso, momento a momento con la tierra. Ya sea por alguna fuerza mística o algún fenómeno psicológico inexplicado, tal vez profundamente arraigado en nuestros genes y que se remonta millones de años en nuestra ascendencia evolutiva, la sensación de conexión con la tierra produce una experiencia liberadora para la mayoría de las personas.

Caminar también nos proporciona un descanso de la existencia cotidiana normal. Mirar las mismas paredes, los mismos muebles, el mismo lugar y la misma gente a menudo nos ata a un estado de ánimo particular. Cuando damos un paseo, ese proceso se rompe y nuevos estados mentales y emociones provocados por nuevos sonidos, imágenes, olores y sensaciones dan paso a nuevas vías para el conocimiento y comprensión de nosotros mismos y de nuestros problemas u oportunidades.

El proceso de caminar para resolver problemas o fomentar la creatividad es sencillo. Decida el tema que va a traer a la caminata, ya sea si se trata de resolver un problema de negocios o hallar la manera de terminar una pintura. Entonces, mientras camina, mantenga su mente en contacto con ese tema específico y, al mismo tiempo, permítale deambular libremente en los intervalos entre los recordatorios mentales. Dejar que su mente vague "al azar", mientras que "intencionalmente" retoma el tema/problema en cuestión tantas veces como le sea posible, ofrece espacio para los procesos creativos tanto conscientes como inconscientes.

En su autobiografía publicada en 1888, *Ecce homo*, el famoso filósofo alemán Friedrich Nietzsche cuenta cómo la idea de su obra maestra *Así habló Zaratustra* se le ocurrió mientras caminaba, algo que hizo durante toda su vida cuando necesitaba inspiración. Nietzsche escribió la idea central del libro durante un paseo en 1883 y añadió "6 000 pies más allá del hombre y el tiempo". Unas semanas más tarde se sentó y escribió la primera parte del libro en diez días.

En *Ecce homo* Nietzsche escribe:

> Ese día estaba caminando por el bosque a orillas del lago de Silvaplana; me detuve ante una poderosa roca piramidal no lejos de Surlei. Fue entonces que esa idea se me presentó. . . .
>
> Por las mañanas caminaba en dirección sur por la espléndida senda de Zoagli, pasando pinos con una magnífica vista del mar. Por la tarde, cuando mi salud lo permitía, caminaba por toda la bahía. Fue en esos dos paseos que se me ocurrió toda la primera parte de Zaratustra, y sobre todo el propio Zaratustra, que más bien se apoderó de mí.

Al describir cómo caminar activaba sus procesos creativos y causaba que los conceptos le llegaran a la conciencia completamente formados, Nietzsche añadió: "Uno oye, no busca; uno acepta, no pregunta a quién le importa; como un rayo, destella un pensamiento, con necesidad, sin importar su forma. No tenia más opciones".

Otra técnica rápida que puede ayudar a solucionar tanto los problemas como a mejorar la creatividad es pedirle a la parte creativa que participe en la caminata. Esto es esencialmente lo que Nietzsche hizo: cada vez que salía a caminar esperaba que la parte creativa de su mente hiciera su aparición. Aunque esto puede sonar un poco extraño, pruebe este sencillo ejercicio ahora mismo y descubrirá lo real y útil que puede resultar.

Después de terminar de leer este párrafo, deje el libro, cierre los ojos, y pregúntese, "¿Hay una parte creativa en mí?". Hágalo ahora.

Casi todo el mundo de alguna forma va a oír o sentir un "Sí" a esa pregunta, porque somos seres complejos con diferentes aspectos mentales y emocionales internos que han asumido la responsabilidad de diferentes tareas en nuestras vidas.

Cuando salga a caminar buscando la solución de problemas o para fomentar la creatividad, antes de comenzar pregúntele a su parte creativa si va a participar en el proceso eliminando contingencias para ayudarle a ver, escuchar u obtener nuevas ideas mientras camina. También debiera preguntar si hay una parte dentro de usted que ha asumido la responsabilidad del proyecto creativo o problema que está tratando de resolver. Cuando esa parte esté de acuerdo, pregúntele si está dispuesta a recibir un poco de ayuda de su yo creativo. Una vez más, la respuesta es casi siempre, "¡Sí!".

Una vez que haya accedido a esas dos partes suyas y las haya puesto en contacto, salga a caminar.

DIEZ

---⊶⊷---

Caminar para crear motivaciones

La gente dice con frecuencia que la motivación no perdura.
Bueno, tampoco un baño, por eso es que recomendamos
tomarlo diariamente.

ZIG ZIGLAR

En su clásico de 1937 *Piense y hágase rico*, Napoleon Hill compartió el secreto que el magnate del acero Andrew Carnegie utilizó para pasar de ser un inmigrante escocés sin un centavo a uno de los hombres más ricos de Estados Unidos. Ese secreto, revela Hill, es vincular una visión clara del futuro que desea (en el caso de su libro, un futuro lleno de riquezas) con un estado emocional fuerte y positivo.

Hill no fue el primero en observar cómo funcionan los estados motivacionales. Tres siglos antes del nacimiento de Cristo, Platón escribió *Protágoras*, la historia de una discusión entre el sofista

Protágoras y Sócrates, el maestro de Platón. En este ejemplo clásico de un diálogo socrático, los dos hombres luchan con preguntas como "¿Por qué los hijos de buenos padres a menudo resultan malos [o buenos]?" y "¿Es realmente el conocimiento el alimento del alma?".

Sócrates habla directamente sobre la motivación y los resultados, preguntando a Protágoras, "¿Y lo que se hace con fortaleza se hace mediante la fuerza, y lo que se hace de forma débil, por debilidad?". Platón nos dice: "Él [Protágoras] asintió".

Tras una larga discusión sobre cómo se crían las personas y lo que aprenden, una de las conclusiones de los dos hombres es que la gente está más motivada con lo que consideran cercano que con lo que consideran muy lejano, ya sea en la distancia o en el tiempo.

O, como se cree que dijo el rey Salomón un mileno antes, "Cuando viene el deseo, es un árbol de la vida" (Proverbios 13:12).

Todos estamos siempre escogiendo entre acercarnos al placer y alejarnos del dolor. Cada minuto lo usamos de una u otra manera: nunca estamos en un punto neutral.

Alejarse del dolor es la opción "más popular", pero las estrategias que nos mueven hacia el placer proporcionan a largo plazo una motivación decisiva e inexorable. Una buena analogía es que las estrategias para alejarse del dolor son como un rayo, con sacudidas rápidas pero de corta duración (a veces dolorosas) que nos alejan de lo que tememos, mientras que las estrategias hacia el placer son como la ley de la gravedad: inexorables, ininterrumpidas y, finalmente, un medio que nos lleva a nuestras metas.

La clave para dar poderosos pasos hacia el placer y de conectarlos con nuestros objetivos es relacionar una visión positiva del futuro que deseamos con un estado emocional positivo. Profesores de estados motivacionales han propuesto en los últimos años buenas técnicas para lograrlo: colocar tarjetas con frases de motivación en los espejos y refrigeradores, la lectura de una declaración de motivación cada día en la mañana y en la noche, escuchar regularmente grabaciones de oradores motivacionales. Pero todo eso nos llevará eventualmente al mismo lugar: crear una poderosa visión de un futuro radiante y deseable.

Utilizando la técnica de "Caminar aleja la tristeza" se pueden construir y afianzar fuertes estados motivacionales positivos. El proceso es bastante sencillo:

► Mientras camina, visualice posibles estados futuros.

► Seleccione el que le parece óptimo y en el que se desea enfocar.

► Mientras está caminando, mantenga la visualización delante de usted, a cualquier distancia o ubicación que le parezca más cómoda y adecuada.

► Mientras camina con este futuro ideal frente a usted, recuerde momentos del pasado cuando fue capaz de lograr cosas similares, o tuvo grandes éxitos, o cumplió sus deseos.

► Deje que el estado emocional de los recuerdos positivos se apodere del añorado estado futuro.

► Véase a sí mismo claramente en la imagen: cómo está vestido, lo que está haciendo, cómo está parado.

► Cuando el estado futuro positivo sea claro y le haga sonreír, yérgase un poco más y siéntase vigorosamente bien. Cree una palabra, sonido, gesto o postura para fijar ese estado.

► Repita ese recordatorio de fijación unas cuantas veces hasta que una vez más le llene el cuerpo con una sensación de éxito, y entonces termine su caminata.

Una vez hecho esto, usted puede poner recordatorios en la casa (esas tarjetas en la puerta de la nevera y en los espejos con una o dos palabras que le recuerden sus objetivos futuros). Cada vez que las vea, asuma una postura erecta y haga el sonido o gesto para recuperar ese estado, recordando sus objetivos y dejando que lo embargue la intensidad positiva del entusiasmo.

Con el tiempo —a menudo en un período sorprendentemente corto— usted descubrirá que está alcanzando sus objetivos. Al programar su mente inconsciente de esta manera, usted comenzará a ver las oportunidades y posibilidades donde antes las perdió o ignoró. Comenzará a moverse hacia un futuro positivo en la misma línea recta inexorable que trazó la manzana de Newton al caer del árbol.

Caminar para mejorar la salud física

Caminar es la mejor medicina para el hombre.

HIPÓCRATES

Caminar muy bien pudiera ser el mejor ejercicio que existe para los seres humanos. Estamos diseñados para caminar. Durante gran parte de nuestra historia hemos caminado varios kilómetros al día en busca de alimento, agua y leña, como hacen los indígenas hasta hoy día.

A diferencia de correr, caminar rara vez causa lesiones. Es infinitamente variable: se puede caminar rápida o lentamente, cuesta arriba, cuesta abajo o en una pista; se pueden llevar pequeñas pesas en las manos o atadas a los tobillos para aumentar el efecto cardiovascular, o simplemente se puede caminar cómodamente y libremente.

Nuestros cuerpos no sólo están diseñados para caminar,

sino que *necesitan* caminar para funcionar correctamente.

Caminar ejercita el corazón y los pulmones y estimula el bombeo del sistema linfático. Hay más de seiscientos ganglios linfáticos en el cuerpo, un elemento esencial para nuestro sistema inmune. Pero a diferencia del sistema circulatorio, que tiene al corazón para bombear la sangre por las venas y arterias, el sistema linfático se basa en la gravedad. Cada vez que usted da un paso, se estimula todo el sistema linfático y aumenta el flujo de los fluidos linfáticos.

Cientos de estudios indican que las personas que caminan al menos entre quince y treinta minutos al día son más saludables que las que no lo hacen. Contraen menos enfermedades, son menos propensas a padecer cáncer, tienen un menor riesgo de ataques cardíacos y derrames cerebrales, y tienen una mejor densidad ósea.

Caminar mejora la digestión y disminuye el riesgo de cáncer intestinal, validando el viejo proverbio chino que sugiere que una persona salga a dar un paseo después de comer y que dé un paso por cada vez que masticó la comida. Caminar con regularidad reduce el riesgo de diabetes tipo II y reduce la dependencia de la insulina entre los que ya han desarrollado la enfermedad. Se calibra de nuevo la energía y los sistemas de almacenamiento de energía (grasas) del cuerpo, por lo que este adelgaza y se hace más eficiente.

Caminar ayuda a que los riñones se mantengan limpios y sin obstrucciones. Al igual que el sistema linfático, los riñones dependen en cierta medida de la gravedad. Caminar ayuda a mantener las articulaciones mediante la flexión y el aumento de la producción de fluidos lubricantes de las coyunturas. En este sentido, algunos investigadores sugieren que caminar ayuda a disminuir, o al menos evitar, algunos tipos de artritis.

Caminar con regularidad lo suficientemente rápido, lejos o cuesta arriba como para elevar el ritmo cardíaco, hará que sus arterias, venas, capilares y el corazón se calibren de nuevo para lograr una mayor eficiencia. Con el tiempo, esto conduce a una disminución de la frecuencia cardíaca en reposo y a una dramática reducción en el riesgo de desarrollar enfermedades cardiovasculares.

Numerosos estudios han asociado las caminatas con una reducción de la depresión, la ansiedad y la tristeza, incluso en partes del mundo que tienen inviernos largos y oscuros. Aunque la mayoría asume que esto ocurre porque caminar aumenta el flujo de sangre y, por lo tanto, el flujo de oxígeno y nutrientes al cerebro, también puede ser debido al hecho de que caminar es un movimiento bilateral.

Por ejemplo, una investigación realizada en 1999 en la Universidad de Duke encontró que una caminata rápida de treinta minutos, tres veces a la semana, fue más eficaz en el alivio de los síntomas de la depresión que el medicamento Zoloft, o incluso cuando se combinó ese fármaco con el ejercicio. Un estudio de seguimiento también halló que los pacientes que sólo practicaron ejercicios eran menos propensos a tener una recurrencia de su depresión. Como señaló la Universidad de Duke en el año 2000:

Después de demostrar que 30 minutos de ejercicio enérgico tres veces a la semana es tan eficaz como la terapia con medicamentos para aliviar los síntomas de la depresión mayor a corto plazo, los investigadores del Centro Médico de la Universidad de Duke han mostrado que el ejercicio continuo reduce en gran medida las posibilidades de retorno de la depresión.

Los investigadores de Duke informaron recientemente sobre un estudio con 156 pacientes de la tercera edad diagnosticados con depresión severa. Para su sorpresa, encontraron que después de dieciséis semanas, los pacientes que hacían ejercicios mostraron una mejoría estadísticamente significativa en comparación con aquellos que tomaron el medicamento antidepresivo o los que tomaron el medicamento y practicaron ejercicios.

El nuevo estudio, que analizó a los mismos participantes por un período adicional de seis meses, halló que los pacientes que continuaron con los ejercicios después de completar la prueba inicial eran mucho menos propensos a un retorno de la depresión que los otros pacientes. Sólo el ocho por ciento de los pacientes en el grupo de ejercicios experimentó un retorno de la represión, mientras que el 38 por ciento del grupo tratado solamente con medicamentos y el 31 por ciento del grupo con ejercicios y medicamento sufrieron una recaída.[1]

Los investigadores de Duke quedaron particularmente sorprendidos al ver que a las personas que tomaron el medicamento antidepresivo, pero que ejercitaron tanto como el grupo que sólo hizo ejercicios, les resultó muy difícil sacudirse la depresión. "Los investigadores se sorprendieron", dijo el comunicado de prensa de la Universidad de Duke, "que el grupo de pacientes que tomó el medicamento e hizo ejercicios no respondió tan bien como los que sólo hicieron ejercicios".

Si bien nadie está seguro de por qué tomar un antidepresivo junto con el ejercicio podría reducir drásticamente la efectividad del ejercicio para aliviar la depresión (la píldora no fue tan eficaz tampoco), una posibilidad es que cuando una persona toma antidepresivos tiene menos probabilidades de pensar en lo que ocupa el centro de su depresión. (A fin de cuentas, esa es una de las cosas que los fármacos antidepresivos hacen: "alejan" los pensamientos dolorosos). Por lo tanto, cuando el grupo de ejercicio y medicamento inició el ejercicio bilateral, no tenía "disponibles" mental o emocionalmente los "temas" necesarios para procesarlos durante la bilateralidad del ejercicio.

Prácticamente no hay ninguna desventaja con las caminatas, siempre que su médico se las permita, y para obtener esos beneficios no hace falta que sea un proceso vigoroso o que tome mucho tiempo. Caminar aproximadamente un kilómetro y medio por quince minutos, entre tres y cinco veces a la semana, produce mejoras apreciables en casi todos los indicadores mencionados anteriormente.

Dependiendo de si usted camina por el campo, los suburbios o en la ciudad, caminar también nos vuelve a conectar con el mundo natural y con los demás seres humanos. Regularmente, caminar con su cónyuge, hijos o un amigo cercano es una buena forma de mantener esas relaciones y pasar un tiempo juntos.

Incluso hay evidencias de que afecciones tales como el Trastorno por Déficit de Atención con Hiperactividad (TDAH) se benefician con las caminatas o al menos con pasar tiempo al aire libre, que virtualmente requiere caminar, a diferencia de las actividades en interiores como el baloncesto y el levantamiento de pesas. En un estudio publicado en la edición de la revista *American Journal of Public Health* en septiembre de 2004, los autores observaron que cuando niños diagnosticados con TDAH pasaron parte del día al aire libre se redujeron significativamente los síntomas de TDAH. Según la reseña del estudio: "En esta muestra nacional no probabilística, las actividades al aire libre redujeron significativamente los síntomas [de TDAH] más que las actividades en otros contextos, incluso cuando las actividades eran similares en esos contextos. Los resultados fueron consistentes en las categorías de edad, sexo e ingresos familiares, tipos de comunidades, regiones geográficas y diagnósticos". [2]

Los peces nadan, los pájaros vuelan, los seres humanos andan. ¡Comience a caminar hoy!

Compártalo con los demás (Las mejores cosas de la vida son gratis)

Se pueden encender miles de velas con una sola vela, y la vida de la vela no se acortará. La felicidad nunca disminuye por ser compartida.

BUDA

Cuando Franz Anton Mesmer descubrió la bilateralidad, logró convertirla en una fuente de fama y dinero para él. A pesar de que su sistema se hizo cada vez más controvertido en Europa, Mesmer sugirió que sólo las personas capacitadas por él para bajar del cielo el "magnetismo animal" deberían ser autorizadas para ejecutar su método inicial de terapia bilateral.

En muchos sentidos, la historia de la psicología y la psiquiatría (y la religión) ha sido la historia de personas que han tratado de mantenerse en el poder y de enriquecerse poniendo a disposición su conocimiento sólo a través de sus propias instituciones.

Pero si, tal y como estoy seguro, es verdad que estamos diseñados para autocurarnos psicológicamente tanto como lo estamos para hacerlo físicamente, y que caminar es una parte clave de ese proceso, entonces es importante poner esa información en manos del público y dejar que la gente la comparta ampliamente. Después de todo, esto no es psicología o psiquiatría o cualquier otro tipo de disciplina médica: es simplemente un retorno a la forma en que nuestro cuerpo y mente fueron diseñados para sanarse a sí mismos.

Cuando vea que esta técnica le funciona, ¡compártala con un amigo! Paso a paso (¡piense de dónde pudo haber salido esa metáfora!) vamos a curarnos, vamos a curar a nuestros amigos y familiares y, en última instancia, al planeta.

Notas

INTRODUCCIÓN.
PODEMOS (¡Y LOGRAMOS!)
CURARNOS NOSOTROS MISMOS

1. De la Asociación Americana de Siquiatría (American Psychiatric Association) en www.psych.org.

2. Lori Lebovich, "No Sex Please: We're Medicated" ["No sexo, por favor. Tomamos medicamentos] publicado en internet en Salon.com, julio de 1997.

3. E. E. Werner y R. S. Smith, *Vulnerable pero invencible*. [*Vulnerable but Invincible: A Longitudinal Study of Resilient Children and Youth]* (Nueva York: McGraw-Hill, 1982).

CAPÍTULO 1.
CÓMO NOS AFECTA EL TRAUMA

1. Anahad O'Connor, "The Reach of War: The Soldiers; 1 in 6 Iraq Veterans Is Found to Have Stress-Related Disorder" ["El alcance de la guerra: Los soldados; 1 de cada 6 veteranos de Irak tiene trastornos relacionados con el estrés] *The New York Times, 1 de julio de* 2004.

2. Como el psicólogo Mark Grant apunta sobre la terapia bilateral de Desensibilización y Reprocesamiento por Movimientos Oculares (DRMO) en www.overcomingpain.com/spec.html: "Las víctimas de traumas que fueron tratadas con DRMO y se les administró tomografía

computarizada de emisión monofotónica (SPECT, en inglés) del cerebro antes y después de DRMO, mostraron una disminución de algunas de las anomalías neurológicas asociadas con su estado" (Van der Kolk, 1996). "En específico, se activó el córtex anterior de la circunvolución del cíngulo... Y se produjo un efecto de lateralización como resultado de la reactivación del hemisferio izquierdo (área de Broca)". (Van der Kolk, 1996).

"Nicosia (1994) halló que el examen de DRMO de clientes con electroencefalografía cuantitativa (EEGC) reveló una normalización en la actividad de las ondas cerebrales lentas en los dos hemisferios cerebrales...

"Esta evidencia tentativa de que DMRO funciona en la corrección de anomalías neurológicas subyacentes en el trauma, con manifestaciones de dolor, sugiere que pudiera ser eficaz con el dolor".

CAPÍTULO 2.
LA HISTORIA DE LAS
TERAPIAS BILATERALES

1. James Wyckoff, *Franz Anton Mesmer: Between God and Devil* [*Franz Anton Mesmer: Entre Dios y el Diablo*] (Nueva York: Prentice Hall, 1975).
2. Ibíd.
3. Ibíd.
4. James Braid, *Magic, Witchcraft, Animal Magnetism, Hypnotism, and Electrobiology* [Magia, hechicería, magnetismo animal, hipnosis y electrobiología] (Londres: John Churchill, 1841).
5. James Braid, M.D., "Hypnotism or Neurypnology, the Rationale of Nervous Sleep" [Hipnotismo o Neurohipnología, la lógica del sueño nervioso], *Medical Times*, 1842, y "Electro-Biological Phenomena and the Physiology of Fascination" [Fenómenos electro-biológicos y la fisiología de la fascinación"] *Medical Times*, 1855. Ambos se reimprimieron con un prólogo de Arthur Edward Waite en Londres en 1899. Recopilados y publicados nuevamente con un prólogo del doctor J. H. Conn, en 1960 (Nueva York: Julian Press).

6. Sigmund Freud y Josef Breuer, *Studies on Hysteria* [*Estudios sobre la histeria*] (Nueva York: Basic Books, 1957).

7. *Hipnosis*, de Sigmund Freud, publicado inicialmente en alemán en la edición de Anton Bum *Therapeutisches Lexikon* en 1891, reimpreso en inglés en *Foundations of Hypnosis: From Mesmer to Freud* [Fundamentos de la hipnosis: de Mesmer a Freud] por el doctor Maurice M. Tinterow. (Springfield, IL: Charles Thomas, editor, 1970).

8. Freud y Breuer, *Estudios sobre la histeria*.

9. Josef Breuer y Sigmund Freud, *Sobre el mecanismo psíquico de fenómenos histéricos: comunicación preliminar* (1883).

10. Ibíd.

11. Ibíd.

12. Ibíd.

13. Ibíd.

14. George Du Maurier, *Trilby*, publicado originalmente en 1894 (Nueva York: Kessinger, 2004).

15. Ibíd.

16. www.druglibrary.org/schaffer/cocaine/freud.htm.

17. G. Lebzeltern, "Sigmund Freud und Cocaine" [Sigmund Freud y la cocaína], *Wien Klin Wochenschr 95* (21) (Noviembre 1983).

18. Traducido por A. A. Brill en la Enciclopedia Británica, citado en *Basic Writings of Sigmund Freud* [*Escritos básicos de Sigmund Freud*] (Nueva York: Random House, 1983).

CAPÍTULO 3.
POR QUÉ ES TAN IMPORTANTE
LA BILATERALIDAD

1. Thomas Jefferson, *Notas sobre el estado de Virginia, 1784–85*.

2. Charles Darwin, *The Descent of Man* [*El origen del hombre*], publicado por primera vez en Londres, 1871.

3. Daniel Quinn, *Ishmael* y *My Ishmael* [Mi Ishmael] (Nueva York: Bantam Books, 1995 y 1998).

4. Walter J. Ong, *Orality and Literacy* [Oralidad y lectoescritura] (Oxford: Routledge, 1982).

5. Leonard Shlain, *The Alphabet Versus the Goddess: The Conflict Between Word and Image* [*El alfabeto contra la diosa. El conflicto entre la palabra y la imagen*] (Nueva York: Penguin, 1999).

6. Peter Farb, *Man's Rise to Civilization, as Shown by the Indians of North America from Primeval Times to the Coming of the Industrial State* [El ascenso del hombre a la civilización, como muestran los indios de Norteamérica desde los tiempos primitivos hasta el arribo del estado industrial] (Nueva York: Avon Books, 1976).

CAPÍTULO 4.
LA PROGRAMACIÓN NEUROLINGÜÍSTICA (PNL) Y LA HISTORIA MODERNA DE LAS TERAPIAS BILATERALES

1. Wikipedia

2. El sitio de Internet www.emdr.org tiene muchos de estos estudios.

3. Estoy certificado y licenciado por la Sociedad de Programación Neurolingüística (Society of NeuroLinguistic Programming) como practicante y entrenador de programación neurolingüística. Gran parte de lo que he aprendido se lo debo a Richard Bandler.

CAPÍTULO 5.
CÓMO DESARROLLAR LA TÉCNICA "CAMINAR ALEJA LA TRISTEZA"

1. Francine Shapiro cuenta su historia en su libro *Eye Movement Desensitization and Reprocessing* [Desensibilización y reprocesamiento por movimientos oculares] (Nueva York: Guilford Publications, 1995).

CAPÍTULO 11.
CAMINAR PARA MEJORAR LA SALUD FÍSICA

1. Del sitio web del centro de Informaciones del Centro Médico de la Universidad de Duke: www.dukemednews.org/news/article.php?id=119.

2. Frances E. Kuo, Ph.D., y Andrea Faber Taylor, Ph.D., "A Potential Natural Treatment for Attention Deficit/Hyperactivity Disorder: Evidence from a National Study" [Posible tratamiento natural para el trastorno por déficit de atención con hiperactividad: Evidencias de un estudio nacional] American *Journal of Public Health* 94: 1580–1586.

Índice

—⌘—

Sobre el autor

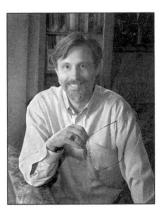

Thom Hartmann es presentador del espacio radial de alcance nacional e internacional *"The Thom Hartmann Program"* y del programa televisivo *"The Big Picture"*, de la cadena Free Speech TV. Según la revista *Talkers Magazine,* Hartmann fue el octavo presentador más importante de programas de entrevistas de los Estados Unidos en 2011, 2012 y 2013 (siendo el décimo en los dos años anteriores), y durante tres de los últimos cinco años, fue considerado el más importante de los presentadores de tendencia progresista.

Thom es también autor de 24 libros, algunos de los cuales le han merecido galardones y se han situado entre los títulos más vendidos según el diario *The New York Times*. Entre ellos figuran: *Attention Deficit Disorder: A Different Perception* [El trastorno de déficit de atención: Una percepción diferente], de 1993, que generó un debate en Estados Unidos sobre el trastorno de déficit de atención e hiperactividad y las diferencias neurológicas que conforman un espectro entre la genialidad y el autismo, y *The Last Hours of Ancient Sunlight* [Las últimas horas de luz del antiguo sol], de 1998, que sirvió de inspiración para la película de Leonardo DiCaprio *La hora 11* (o *La última hora*).

Thom ha dedicado gran parte de su vida a trabajar para la organización de ayuda Salem International (www .saleminternational.org), que comenzó a establecer albergues para desamparados en Alemania en la década de 1950. Desde entonces, se ha convertido en una organización de proyección internacional dedicada a temas de bienestar social y médico, medicina holística, agricultura orgánica, protección de los animales y del medio ambiente, y proyectos de reforestación. Thom y su esposa, Louise, fundaron en New Hampshire una comunidad para niños víctimas de abuso y la Escuela Hunter, un internado y escuela diurna para niños con trastorno de déficit de atención e hiperactividad (www.hunterschool.org).